Feichtinger ·
Schirmohammadi
Naturheilpraxis:
Postvirale Müdigkeit

Philipp Feichtinger · Abbas Schirmohammadi

Naturheilpraxis: Postvirale Müdigkeit

Wirksame Therapien aus der Naturheilkunde – von altbewährt bis hochmodern.
Wissen, was wirklich hilft: Die richtige Behandlung finden und die Selbstheilungskräfte aktivieren

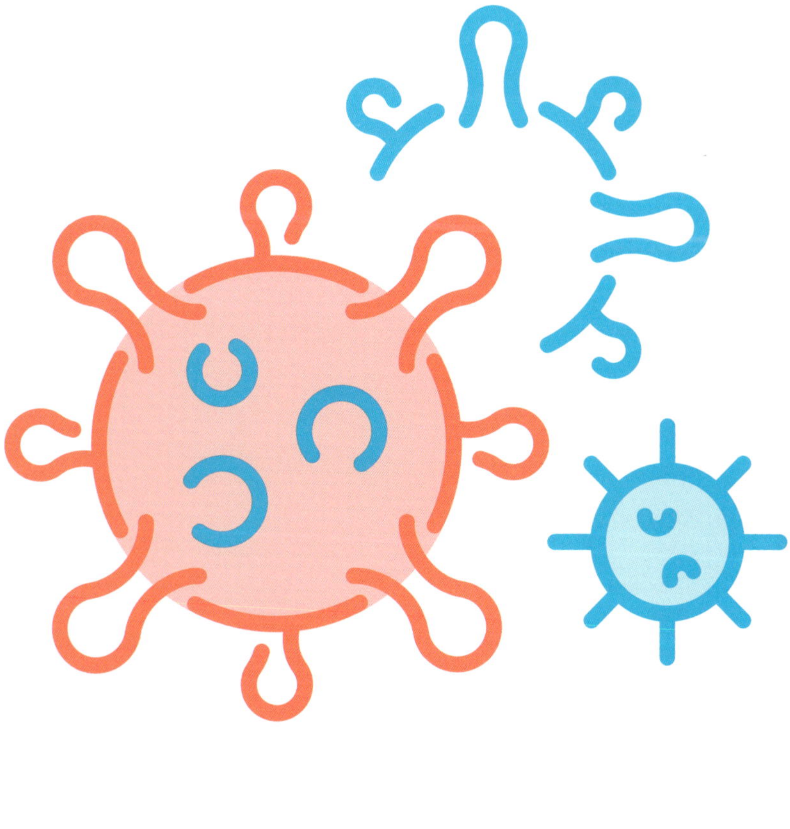

TRIAS

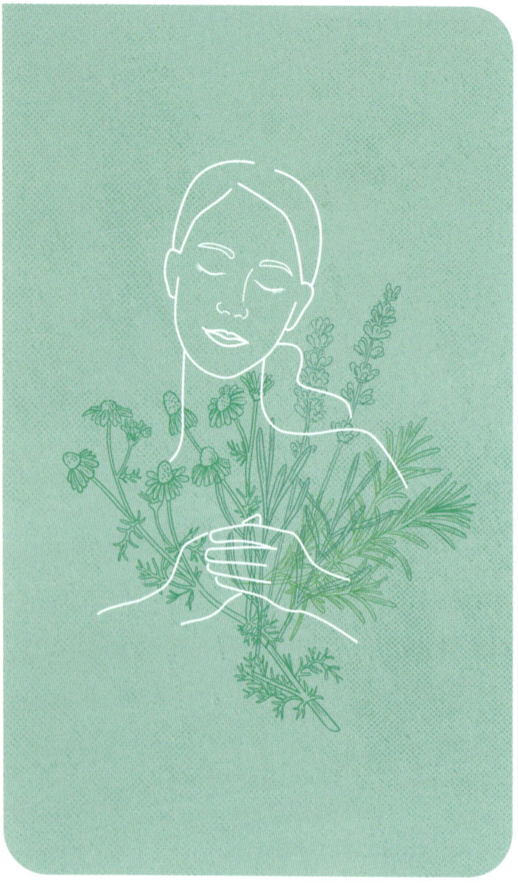

Liebe Leserin, lieber Leser,

postvirale Krankheitsgeschehen haben seit der Corona-Pandemie dramatisch an Relevanz zugenommen und sind daher deutlicher in den wissenschaftlichen Fokus geraten. Entsprechende Beschwerdebilder gibt es nicht erst seit COVID, sondern sind bereits durch Erreger wie Influenza-, Herpes-, Hepatitis-, FSME- und tropische Virenstämme bekannt.

Wenngleich diesbezügliche Untersuchungen noch immer in den Kinderschuhen stecken und sich die Auswirkungen erst in den kommenden Jahren zeigen werden, so wird nun die breite Öffentlichkeit durch die Medien mit Symptomenkomplexen wie der postviralen Müdigkeit konfrontiert.

Lassen Sie sich vom Begriff »Müdigkeit« nicht täuschen! Er klingt sehr harmlos und wird gerne belächelt. Dass damit oft ein umfassendes Beschwerdebild verbunden ist, mag man sich nicht vorstellen. Welche Auswirkungen dies langfristig für Betroffene haben kann, lässt sich nur ansatzweise erahnen.

Weil wir Menschen mit postviraler Müdigkeit Mut und Zuversicht schenken möchten und davon überzeugt sind, dass eine Besserung immer möglich sein kann, haben wir diesen Ratgeber verfasst. Dafür haben wir sowohl unsere Praxiserfahrungen als auch viele nützliche Tipps und Empfehlungen aus Naturheilkunde, Komplementärmedizin, Psychologie, Entspannung, Ernährung und Lifestyle zusammengetragen.

Unser Buch soll helfen, Körper, Geist und Seele gleichermaßen Beachtung zu schenken und der postviralen Müdigkeit mit neuer Motivation entgegenzutreten. Wir wünschen Ihnen alles erdenklich Gute!

Philipp Feichtinger und Abbas Schirmohammadi

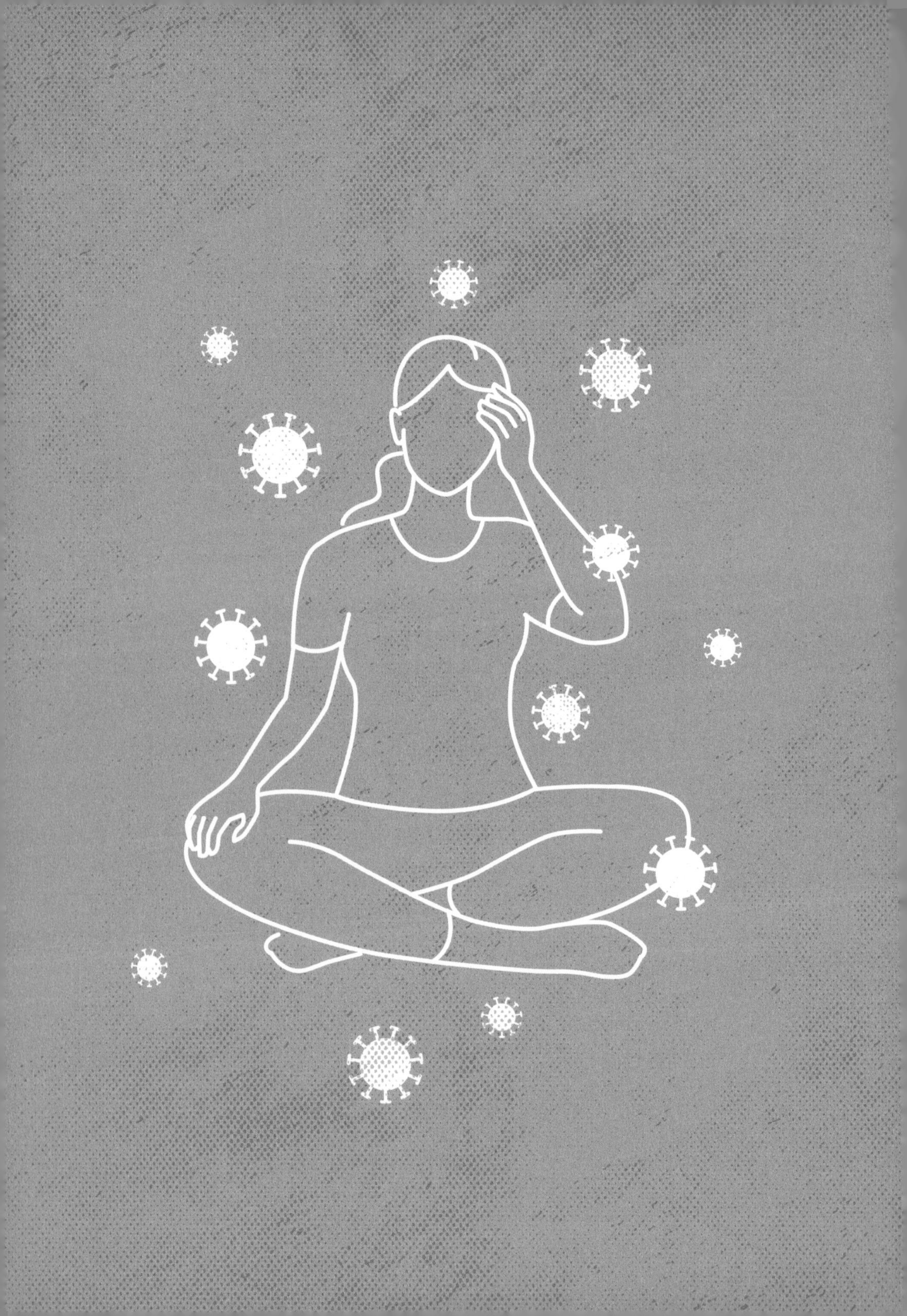

Hintergrundwissen postvirale Müdigkeit

Erfahren Sie Grundlegendes zur postviralen Müdigkeit, was Ihr Immunsystem damit zu tun hat und wie die Schulmedizin dem Thema begegnet.

Postvirale Müdigkeit im Überblick

Die Symptome, Ursachen und Verläufe bei postviraler Müdigkeit sind vielfältig. Die wichtigsten Fakten und Fachbegriffe finden Sie hier im Überblick.

Die globale Bedeutung viraler Infektionen auf die Gesundheitslage der Gesamtbevölkerung und jedes einzelnen Menschen rückte erstmals durch die Spanische Grippe (1918–1920) im großen Stil in den wissenschaftlichen Fokus. Die jährlichen saisonalen Grippewellen halten die Forschungen auch hinsichtlich der Nachwirkungen solcher Infektionen und der Entwicklung neuer Impfstoffe auf dem neuesten Stand. Dank der jeweiligen Impfungen konnten Virusinfektionen wie Pocken, Masern, Mumps oder Windpocken ausgerottet werden oder sind nahezu verschwunden.

Erst die Corona-Pandemie hat das öffentliche Interesse wieder auf virale Geschehen und die sehr deutlichen postviralen Erscheinungen gelenkt. Umfassende Untersuchungen beschäftigen sich seither mit Long- und Post-COVID-Syndromen, also Beschwerdebildern, die nach überstandener Infektion weiterhin vorhanden sind oder sich neu entwickelt haben.

Eine Erscheinung, die bereits zuvor im Rahmen viraler Infektionen aufgetreten war, ist die postvirale Müdigkeit. Deren Symptomatik kann weit über eine gewöhnliche Müdigkeit hinausgehen und je nach Ausprägung massive Einschnitte hinsichtlich der Lebensqualität bedingen. Wenngleich eine allumfassende Untersuchung der postviralen Müdigkeit noch in den Kinderschuhen steckt, so werden neue Erkenntnisse dank der Pandemie und den Auswertungen zu Post-COVID und Long COVID in den nächsten Jahren zusätzlich Aufschluss bringen.

Definitionen

Grundsätzlich versteht man unter postviraler Müdigkeit eine nach einer überstandenen Virusinfektion weiterhin oder neu auftretende Müdigkeit und Erschöpfung, die Betroffene dauerhaft beeinträchtigen und in ihrer Leistungsfähigkeit massiv einschränken können.

Die Wissenschaft unterscheidet hier jedoch noch weiter:

- Fatigue: Der englische Begriff bedeutet »Erschöpfung« und meint eine symptomatische Erscheinung, die auf körperlicher, seelischer oder geistiger Ebene bestehen kann. Die Erschöpfung kann je nach Kontext auf ein körperliches oder psychisches Krankheitsgeschehen zurückgeführt werden oder ohne Ursache entstehen. Bei der Fatigue gibt es im Vorfeld, objektiv betrachtet, kaum Anstrengungen, und trotzdem reagieren Betroffene mit einem Übermaß an Müdigkeit und Erschöpfung, die nicht oder sehr gering durch Schlaf oder Regenerationsphasen ausgeglichen werden können.
- Chronische Fatigue: Sie äußert sich im Rahmen einer chronischen Grunderkrankung, z. B. Tumor- oder MS-Fatigue. Hier muss mittels Differenzialdiagnostik zur postviralen Müdigkeit unterschieden werden.
- Postvirale Fatigue: Diese hier im Buch beschriebene Form ist die Folge einer vorausgegangenen viralen Infektion, die die Symptomatik der Müdigkeit und Erschöpfung über Wochen, Monate oder sogar Jahre nach sich ziehen kann. Häufig erfolgt eine Ausheilung auf natürlichem Weg.
- Postvirales Fatigue-Syndrom: Diese erweiterte Version der postviralen Fatigue weist einen umfassenderen Beschwerdekomplex auf. Neben Schwindel, Schlafstörungen und Kopfschmerzen können dies auch neurologische Erscheinungen sowie Gelenk- und Muskelbeschwerden sein.
- ME/CFS (Chronisches Fatigue-Syndrom): Die myalgische Enzephalitis, auch chronisches Fatigue-Syndrom genannt, stellt ein komplexes neuroimmunologisches Krankheitsbild mit unbekannter Ursache dar. Vermutet werden ein Zusammenhang und eine zeitliche Korrespondenz mit viralen und bakteriellen Infektionen sowie eine genetische Veranlagung. Grundsätzlich sind die Beschwerden jedoch auf kein erklärbares Krankheitsbild zurückzuführen. Man geht davon aus, dass etwa 0,5 % der Bevölkerung betroffen sind. Eine Abgrenzung von »einfacher« Müdigkeit und Erschöpfung muss dringend hervorgehoben werden, da Betroffene einer massiven Einschränkung ihrer Lebensumstände ausgesetzt sein können. Die Internationale statistische Klassifikation der Krankheiten listet ME/CFS unter dem Code G93.3 als eine Erkrankung des Nervensystems.

Zentraler Punkt des Beschwerdebildes ist die post-exertionelle Malaise, eine massive Belastungsintoleranz bereits nach minimaler körperlicher Betätigung, verbunden mit ausgeprägten Müdigkeits- sowie Erschöpfungszuständen ohne erkennbaren Auslöser. Eine drastische Minderung des Aktivitätsniveaus, »Brainfog« (Gehirnnebel), Veränderung des Biorhythmus, Gelenk- und Muskelschmerzen, Herzrasen, Schwindel, Atemnot, Verdauungsstörungen, erhöhte Infektanfälligkeit, schmerzende Lymphknoten, Anpassungsstörungen der Körpertemperatur sowie Sinnes-, Wahrnehmungs- und Wortfindungsstörungen können weitere markante Kennzeichen sein. Betroffene sind daher angehalten, ihre Belastungsgrenzen genau zu kennen und einzuhalten.

Die Diagnosestellung der Fatigue erweist sich durch das nicht zur Gänze erforschte Beschwerdebild und die stetige Gewinnung neuer Erkenntnisse als schwierig. Die Fatigue muss mindestens sechs Monate bestehen. Eine Hilfestellung können die Kanadischen Konsenskriterien bieten, wovon fünf Hauptkriterien (1–5) sowie zwei Nebenkriterien (6–8) gegeben sein müssen.

Kanadische Konsenskriterien:

1. Fatigue
2. Zustandsverschlechterung nach Belastung
3. Schlafstörungen
4. Schmerzen
5. neurologische/kognitive Dysfunktionen
6. autonome Dysfunktionen
7. neuroendokrine Dysfunktionen
8. Immundysregulation

Die jeweilige Therapie erfolgt stets symptombezogen und dient der Linderung. Eine Heilung ist nach aktuellem Wissensstand nicht möglich.

Symptomatik

So unterschiedlich die Formen von Fatigue sind, so ähnlich können die Beschwerden für Betroffene sein. Bestehen Grunderkrankungen, auf denen die Fatigue beruht, können natürlich noch zusätzlich Symptome auftreten und das Krankheitsbild weiterführend belasten.

Wir möchten bereits an dieser Stelle darauf hinweisen, dass jegliche Beschwerden stets ärztlich abgeklärt werden sollten, da diese auch auf andere Erkrankungen zurückgeführt werden könnten. Auch die im praktischen Teil erläuterten Maßnahmen sollten erst dann zum Einsatz kommen, wenn Sie medizinisch durchgecheckt worden sind.

Auch der Ausprägungsgrad der postviralen Müdigkeit in Abhängigkeit von der Infektionsdauer und -schwere können, vor allem beim Long- und Post-COVID-Syndrom, die Art der Symptome maßgeblich mitbeeinflussen.

Symptome des postviralen Fatigue-Syndroms werden in körperliche, seelische und kognitive eingeteilt

Körperliche Symptome

- eingeschränkte körperliche Leistungsfähigkeit
- Schwäche- und Erschöpfungsgefühle
- Muskuläre Kraftlosigkeit
- Ein- und Durchschlafstörungen
- dauerhaftes Unwohlsein nach körperlicher Betätigung
- rasch auftretende, starke und anhaltende Müdigkeit
- Kopfschmerzen und Schwindel
- Muskel- und Gelenkschmerzen

Seelische Symptome

- Antriebslosigkeit und Apathie
- Vermeidung von körperlicher Betätigung
- Angst vor Überlastung
- emotionaler Rückzug und nachlassendes Interesse an Hobbys
- Traurigkeit und Niedergeschlagenheit
- Frustration, Wut und Aggression aufgrund der eigenen Unfähigkeit, seine Aufgaben zu bewältigen

Kognitive Symptome

- nachlassende geistige Leistungsfähigkeit
- Wortfindungsstörungen
- Konzentrationsstörungen mit leichter Ablenkbarkeit
- verminderte geistige Flexibilität und Merkfähigkeit
- Gedächtnisstörungen

Ursachen und Abläufe im Körper

Auch beim bereits erwähnten chronischen Fatigue-Syndrom (ME/CFS) tappen die Forscher noch immer im Dunkeln, was hierbei im Körper genau vor sich geht. Das bisherige Wissen könnte jedoch auch Aufschluss über die Ursachen postviraler Krankheitsbilder geben: So sind unter anderem die Produktion von Autoantikörpern (gegen den eigenen Körper arbeitend) und Missverhältnisse in der Gefäßregulation wesentliche Störfaktoren im Krankheitsgeschehen beim chronischen Fatigue-Syndrom. Vor allem wurden Autoantikörper, die sich gegen Strukturen im zentralen Nervensystem und den Zellkern, gegen Enzyme des Renin-Angiotensin-Systems (Regulation des Flüssigkeits- und Elektrolythaushalts) oder verschiedene Rezeptoren der Körperzellen richten, festgestellt.

Stärkere Ausprägungen des chronischen Fatigue-Syndroms oder von postviralen Fatigue-Syndromen könnten ihre Ursachen in Gerinnungsstörungen des Blutes, infektionsbedingten Gewebeschäden oder dem langfristigen Aufenthalt von Viren im Körper, die sich immer wieder zurückziehen, haben. Sowohl beim chronischen Fatigue-Syndrom als auch bei Long COVID konnte festgestellt werden, dass Gehirn und Muskeln geringer durchblutet werden. Dies könnte auf Autoantikörper zurückzuführen sein, die eine gehemmte Adrenalinregulation der Durchblutung auslösen.

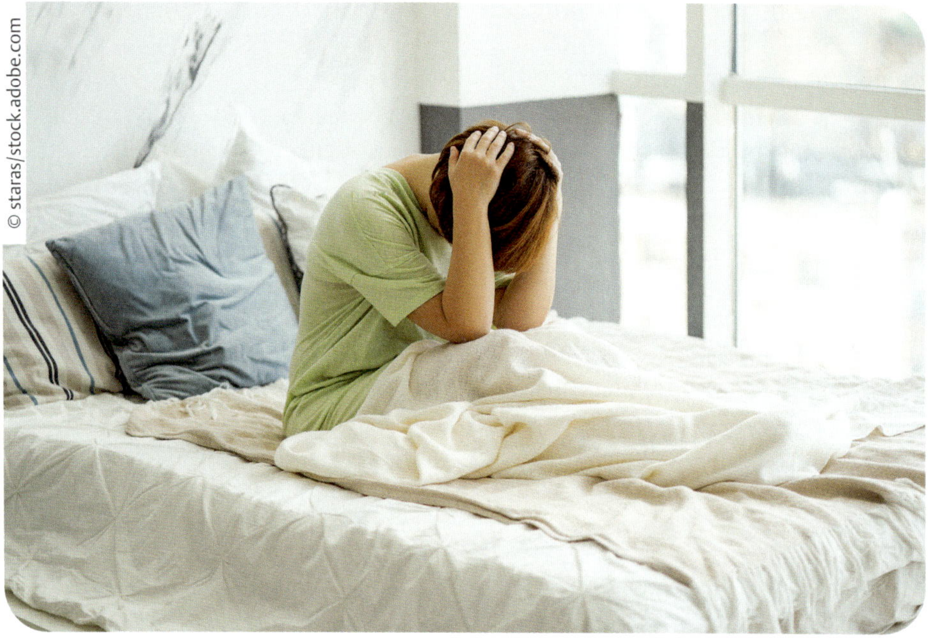

© staras/stock.adobe.com

Verbreitung und Studien

Bis zum Ausbruch der Corona-Pandemie war die Studienlage über das Auftreten, die Häufigkeit oder die genaue Äußerung von postviraler Müdigkeit sehr gering ausgeprägt. Einige Untersuchungen gibt es beispielsweise aus den Jahren 2006 und 2009 zum Epstein-Barr-Virus, das Mononukleose auslöst. Ein Teil der Betroffenen wies noch 2 Jahre nach der Infektion chronische Erschöpfung auf.

Schon 2022 zeigten Renz-Polster und Scheibenbogen, dass eine Vielzahl an Post-COVID-Syndromen Übereinstimmungen mit den Kriterien einer ME/CFS zeigen und daher die Anzahl an Erkrankten in den nächsten Jahren deutlich ansteigen würden. In Deutschland sind schätzungsweise 600 000 Personen betroffen.

Häufige Krankheitserreger

Postvirale Müdigkeit ist kein Ergebnis eines einzigen Viruserregers, sondern kann durch eine Vielzahl bekannter und exotischer Virenstämme verursacht werden.

Grundsätzlich kann jede Infektion mit einem Virus eine postvirale Müdigkeit nach sich ziehen. Es gibt allerdings einige, die in der Literatur und Wissenschaft damit häufiger in Verbindung gebracht werden und mit denen wir uns im Folgenden etwas näher beschäftigen.

Familie der Herpesviren

Kaum eine Erregergruppe ist so mannigfaltig wie die der Herpesviren. Einmal aufgenommen, bleiben sie meist ein Leben lang im Körper und können verschiedene Krankheiten mit unterschiedlich starker Ausprägung hervorrufen.

Herpes-simplex-Viren: Typ 1 ist der Lippenherpes, der zu den charakteristischen Bläschen führt, jedoch auch auf anderen Hautbereichen (Wangen, Kinn, Rücken, Augen) auftreten kann. Die Übertragung erfolgt durch Haut- und Schleimhautkontakt oder Tröpfcheninfektion. Die Viren »verstecken« sich in den Ganglienzellen und werden immer wieder reaktiviert. Typ 2, der Genitalherpes, wird durch Geschlechtsverkehr weitergegeben. Auch hier bilden sich schmerzhafte Bläschen, jedoch auf der Genitalschleimhaut.

Varicella-Zoster-Virus: Dieses Virus kann zu Windpocken (Varizellen) und zu Gürtelrose (Zoster) führen. Eine Impfung kann im Säuglingsalter gemeinsam mit Mumps, Masern und Röteln gegeben werden. Die bekannten Bläschen der Windpocken treten nur bei der Erstinfektion auf. Komplikationen wie Lungenentzündung oder Meningitis sind möglich, aber meist läuft die Erkrankung symptomarm ab, mit Fieber und den klassischen grippalen Symptomen. Die Viren überdauern in den Rückenmarkszellen und können bei Immunschwächung oder im höheren Lebensalter als Gürtelrose wieder aktiv werden. Die damit verbundenen und zum Teil heftigen Nervenschmerzen und auftretenden Ausschläge im Gesicht, am Oberkörper, am Rücken und am Auge können den gesamten Organismus massiv schwächen.

Zytomegalievirus: Etwa 50–90 % der Erwachsenen dürften sich bereits einmal im Leben mit diesem fünften der humanen Herpesviren angesteckt haben. Dies kann sowohl über Geschlechtsverkehr, verunreinigtes Blut bei Transfusionen oder von der Mutter auf das Ungeborene geschehen. Immunstarke Menschen spüren keine oder nur grippale Symptome, während geschwächte Menschen Mononukleose-ähnliche Krankheitsbilder (wie beim Epstein-Barr-Virus) ausbilden können. Infektionen sind in der Lunge, im Verdauungssystem, im Gehirn, im Rückenmark und am Auge möglich.

Epstein-Barr-Virus: Man geht davon aus, dass mehr als 90 % der Menschen das Epstein-Barr-Virus in sich tragen. Bei der Erstinfektion kann das Pfeiffersche Drüsenfieber (Mononukleose) auftreten, das sich durch Fieber, Schwellungen der Lymphknoten, Kopfschmerzen und weißen Belag auf den Mandeln zeigt. Auch bei diesem Virus können durch wiederholte Reaktivierung Betroffene über Jahre hinweg geschwächt werden, ohne dass es zu Symptomen wie bei der Erstinfektion kommt. Das Epstein-Barr-Virus kann auch bei der Entstehung von Zellentartungen eine Rolle spielen. Eine Übertragung erfolgt meist durch Speichelkontakt (z. B. durch Küssen – »kissing disease«) oder Tröpfcheninfektion.

Weitere Viren

FSME-Virus: Der aus der Familie der Falvi-Viren stammende Erreger der Frühsommer-Meningoenzephalitis ist besonders gefürchtet und im Frühjahr sowie im Sommer sehr stark in der öffentlichen Aufmerksamkeit. Die Übertragung erfolgt durch Zecken (nach Schätzung sind 0,1–5 % der Zecken von diesem Virus betroffen). Zwar bleiben 70 % der Krankheitsverläufe als symptomlos, der Rest leidet häufig an grippeähnlichen Symptomen. In wenigen Fällen kann sich auch eine Meningoenzephalitis (Entzündung des Gehirns und der Hirnhäute) ausbilden. Man kann sich aber gegen FSME impfen lassen.

Hepatitisviren: Etwa 95 % der viralen, nichteitrigen Leberentzündungen gehen auf das Konto der fünf Hepatitisviren (A–E), den Rest machen das Epstein-Barr- und das Zytomegalievirus aus. Eine Infektion mit Hepatitisvirus A und E erfolgt über Nahrungsmittel und Trinkwasser sowie Ausscheidungen, die B-, C- und D-Viren über Blut sowie Blutprodukte (verunreinigte Nadeln, Transfusionen), durch Geschlechtsverkehr oder von der Mutter auf das Kind.

Die Beschwerdebilder sind bei A–E sehr ähnlich: 60–70 % der Infektionen bleiben durch einen symptomlosen Verlauf unbemerkt, der Rest zeigt einen zweigliedrigen Verlauf, der mit grippalen sowie Magen-Darm-Symptomen beginnt. In zwei Drittel dieser Fälle kann sich das Beschwerdebild dann verstärkt auf die Leber schlagen, beispielsweise mit oder ohne Gelbsucht (Färbung von Haut und Schleimhaut, Dunkelfärbung des Urins, Hellfärbung des Stuhls). Auch ein Anschwellen von Leber, Milz und Lymphknoten ist möglich. Komplikationen können tödlich verlaufen, wobei die Leber kurz- oder mittelfristig abstirbt. Auch eine Chronifizierung des Geschehens sowie die Entstehung einer Leberzirrhose oder von Leberkrebs sind möglich.

Influenzaviren: Diese Viren beschäftigen die Gesundheitssysteme in den Herbst- und Wintermonaten jedes Jahr verstärkt, da die Viren immer wieder mutieren. Die Impfung wird aus diesem Grund von den Ämtern jährlich empfohlen. Unterschieden wird bei den Influenzaviren zwischen den Typen A, B und C, wobei A mit seinen Subtypen H1, H2 und H3 am bedeutsamsten ist und für die klassischen Grippewellen oder Pandemien (etwa die Spanische Grippe 1918–1920) verantwortlich ist. Typ B kommt eher nur in bestimmten Gebieten vor, während Typ C selten in Erscheinung tritt. Die Übertragung erfolgt über den Menschen durch Tröpfcheninfektion (Husten, Niesen, Sprechen, Spucken), auch durch Schweine und Vögel (die Schweine- und Vogelgrippeviren sind Influenzaviren).

Die echte Influenza darf nicht mit grippalen Infekten verwechselt werden und zeichnet sich durch ihren plötzlichen Krankheitsbeginn mit hohem Fieber, starkem Krankheitsgefühl, Bronchitis, Kopf- und Gliederschmerzen aus. Das Virus hemmt im Atmungstrakt das Flimmerepithel mit seinen Millionen von beweglichen Härchen und schleimbildenden Becherzellen, die kleinste Teilchen wie Staub und Krankheitserreger abfangen und wieder nach außen befördern, und öffnet damit Tür und Tor für weitere Erreger. Sobald eine zweite Fieberphase nach einigen Tagen beginnt, kann diese ein Indiz für eine Superinfektion mit anderen Viren oder Bakterien sein. Zwar zeigen sich 80 % der Krankheitsfälle eher symptomarm, dennoch können auch Komplikationen wie Lungen- oder Gehirnhautentzündungen auftreten.

Coronaviren: Diese sind Teil der Familie der RNA-Viren und können sowohl Menschen als auch Tiere befallen. Eine Übertragung ist sowohl von Mensch zu Mensch als auch von Tier zum Menschen möglich. Neben milden Krankheitserscheinungen kann es zum schweren akuten Atemwegssyndrom (SARS) sowie dem Middle East Respiratory Syndrome (MERS) kommen. Bereits in den Jahren 2002 und 2003 gab es eine erste Epidemie mit SARS-CoV-1, das wahrscheinlich durch Fledermäuse verbreitet wurde und seinen Anfang in China fand. Die Infektionszahlen waren jedoch nicht mit der weltweiten Corona-Pandemie ab 2020 vergleichbar. Das Virus SARS-CoV-2, das gegen Jahresende 2019 erstmals in China nachgewiesen wurde, kann das Krankheitsbild COVID-19 hervorrufen, zu dem Sie im Kapitel »Long COVID und Post-COVID« (Seite 19) noch mehr erfahren.

HIV: Keinesfalls übersehen werden sollte im Rahmen postviraler Müdigkeit das Humane Immundefizienz-Virus (HIV), das, wie der Name bereits sagt, das Immunsystem nachhaltig schwächt. Die Übertragung des Virus erfolgt, wenn infizierte Körperflüssigkeiten (Blut, Sperma, Muttermilch, Scheidenflüssigkeit) ausgetauscht werden. Meist geschieht dies durch analen oder vaginalen Geschlechtsverkehr, die gemeinsame Nutzung von Injektionsnadeln oder durch die Mutter auf das Kind während Geburt, Stillzeit oder bereits in der Schwangerschaft. HIV macht bestimmte Gattungen von weißen Blutkörperchen unschädlich und schränkt somit die natürliche Abwehr des Körpers gegen Krankheitserreger und Tumorentstehung ein.

Erstinfektionen können an grippale Infekte erinnern. Manchmal »schlummern« die Erreger dann einige Zeit, in der das Immunsystem zunehmend heruntergefahren wird, bevor es sich wieder bemerkbar macht. AIDS (Acquired Immune Deficiency Syndrome) stellt dann erst das Endstadium der Erkrankung dar. Wenngleich dieses in den letzten Jahren deutlich an öffentlicher Aufmerksamkeit verloren hat und Betroffene dank der heutigen Therapieverfahren ein einigermaßen normales Leben führen können, zeigt eine Studie aus dem Jahr 2013, dass gerade Müdigkeit aufgrund der Schwächung des Immunsystems ein weitverbreitetes Symptom bei vorhandenen HI-Viren darstellt.

Die Liste von Viren, die postvirale Müdigkeit hervorrufen können, ließe sich noch weiter fortsetzen, an dieser Stelle seien nur noch einige tropische Viren erwähnt, die durch die Globalisierung aber immer näher an Europa heranrücken: das Dengue-Virus, das Rift-Valey-Virus, das River-Ross-Virus und das Zika-Virus.

Long COVID und Post-COVID

Long COVID und Post-COVID traten erstmals während der Pandemie auf. Die Beschwerdebilder sind in vielen Teilen postviraler Müdigkeit zuzuordnen.

Aus aktuellem Anlass und aufgrund der vielfachen Berichterstattung in den letzten Jahren sind Long/Post-COVID für die Betrachtung der postviralen Müdigkeit von großer Bedeutung, denn es gibt vielfältige Zusammenhänge mit der Symptomatik, wie Entzündungsgeschehen, Reaktivierung von Viren, Autoimmunreaktionen und einiges mehr.

Definitionen

Klagen Menschen nach einer Infektion mit dem Coronavirus SARS-CoV-2 noch nach einigen Wochen oder Monaten unter körperlichen und/oder psychischen Beschwerden, die nicht auf andere Ursachen zurückgeführt werden können, spricht die WHO von Long- oder Post-COVID-Erkrankungen. Dabei spielen Erkrankungsdauer und während der Infektionsphase aufgetretene Symptome keine Rolle. Auch bei milden Verläufen können sich entsprechende Long-/Post-COVID-Syndrome ausbilden. Begrifflich wird unterschieden zwischen:

Long-COVID-Syndrom: Hierunter versteht man Beschwerdebilder, die mehr als vier Wochen nach einer Infektion mit dem Coronavirus noch immer bestehen oder neu auftreten. Wichtig ist, dass diese nicht auf eine andere Symptomatik zurückzuführen sind.

Post-COVID-Syndrom: Dieser Begriff wird häufig synonym zu Long COVID genutzt, unterscheidet sich jedoch aufgrund der Zeitspanne. Als Post-COVID-Syndrom werden Beschwerdebilder bezeichnet, die mehr als drei Monate nach der Ansteckung noch vorliegen und mindestens zwei Monate lang kontinuierlich bestehen. Medizinisch liegen keine anderen Ursachen vor.

Symptome

Die häufigsten Symptome sind Müdigkeit und Erschöpfung, begleitet von Leistungsminderung, kognitiven Problemen (Gedächtnis- und Konzentrationsstörungen) und einem anhaltenden Krankheitsgefühl.

Zu den bekannten körperlichen Symptomen zählen vor allem Geruchs- und Geschmacksstörungen, Atem- und Herz-Kreislauf-Beschwerden, Muskelschwäche und -schmerzen sowie neurologische Erscheinungen.

Auf psychischer Ebene können depressive Verstimmungen, verminderte Belastbarkeit, Schlafstörungen, Ängste, vermehrtes Stressempfinden, verringerte Lebensqualität sowie posttraumatische Belastungsstörungen auftreten.

Ursachen, begünstigende Faktoren, Häufigkeit

Die wissenschaftliche Untersuchung, welche Faktoren möglicherweise die Entstehung von Long/Post-COVID fördern, gestaltet sich als herausfordernd. Chronische Entzündungsgeschehen, Verschlüsse von Kleinstgefäßen, Reaktivierungen des Epstein-Barr-Virus, Autoimmunreaktionen und verschiedene Vorgänge in der Darmflora können mitverantwortlich für die Ausbildung von Post-COVID-Erkrankungen sein. So erhöht sich die Gefahr, daran zu erkranken, mit der Anzahl an Symptomen und der Krankheitsausprägung während der Akutphase. Auch das Bestehen von Vorerkrankungen, der Impfstatus und die Virusvariante können das Risiko mitbestimmen. Wiederansteckungen mit Corona-Viren können das Beschwerdebild wesentlich beeinflussen.

Angenommen wird, dass mehr Frauen als Männer und eher jüngere Erwachsene an Long/Post-COVID leiden. Je nach Studie schätzt man, dass 6–15 % der Menschen, die sich mit dem Coronavirus infiziert haben, Long/Post-COVID entwickeln.

Behandlungsmöglichkeiten

Aufgrund der Vielschichtigkeit und Komplexität von Long/Post-COVID existieren keine einheitlichen Behandlungsempfehlungen, denn diese hängen stark von den vorliegenden Symptomen sowie deren Ausprägung ab. Psychotherapeutische Maßnahmen, Physio-, Sport- und Atemtherapie sind mögliche Optionen, ebenso Logopädie zur Verbesserung von Sprach- oder Schluckproblemen und Ergotherapie zur Unterstützung von Belastbarkeit und Hirnleistung. Medikamente zur symptomatischen Behandlung sind möglich.

Abgrenzungen und Differenzialdiagnosen

Nicht immer müssen vorliegende Symptome Folge einer Viruserkrankung sein. Wichtig ist daher eine sorgfältige medizinische Abklärung.

Chronische Müdigkeit kann durch eine Vielzahl von Ursachen entstehen, wie falsche Ernährung, Nährstoffmangel, Bewegungsmangel, Nahrungsmittelunverträglichkeiten und -allergien, Schlafstörungen und nicht zuletzt Stress. Es ist also wichtig, zuerst diese Bereiche durch Ihren Arzt oder Heilpraktiker abklären zu lassen, bevor Sie an eine ernstere Erkrankung denken. Oftmals kann man schon durch einfache Lebensstiländerungen oder Beseitigung von Nährstoffmangel eine Besserung des Wohlbefindens erreichen. Müdigkeit allein sollte niemals als Indiz für das Vorliegen einer Grunderkrankung gesehen werden. Deshalb möchten wir Sie für andere Beschwerdebilder sensibilisieren, die ebenfalls Müdigkeit und Erschöpfung verursachen können.

Anämien

Bei Anämien, umgangssprachlich als Blutarmut bezeichnet, liegt eine geringe Anzahl roter Blutkörperchen oder ein verminderter Hämoglobingehalt (roter Blutfarbstoff) vor. Zu den allgemeinen Symptomen einer Anämie können Müdigkeit, Schwindel, Blässe, Abgeschlagenheit, Kopfschmerzen, erhöhter Herzschlag und Atemnot bei normaler körperlicher Betätigung zählen. Anämien können aufgrund akuter sowie chronischer Blutungen auftreten, jedoch auch angeboren sein. Auch im Rahmen von Infekten (Infektanämie), chronischen Nierenerkrankungen (renale Anämie) oder Milzvergrößerung (Splenomegalie) können Anämien auftreten. Die Diagnostik erfolgt durch eine Blutuntersuchung.

Wechseljahresbeschwerden

Im Rahmen des eintretenden Wechsels (Klimakterium) der Frau können Müdigkeit und Erschöpfung auftreten. Meist gehen dem jedoch Schlafstörungen voraus, die die Folge von Hitzewallungen und dem Ungleichgewicht im Hormonhaushalt sein können. Eine weitere Ursache kann ein entstehender oder bestehender Eisenmangel aufgrund verstärkter und häufigerer Blutungen sein. In den Wechseljahren kann es auch zu einem Ungleichgewicht der Schilddrüsenfunktion kommen. Bereits eine geringe Unterfunktion führt häufig zu Müdigkeit und Erschöpfung.

Auch bei Männern treten ab 40 Jahren hormonelle Veränderungen ein, die jedoch wesentlich langsamer vonstattengehen und nicht mit den Wechseljahren der Frau verglichen werden können. Die Abnahme des Testosteronspiegels kann neben Müdigkeit, Erschöpfung und Leistungsabfall auch zu Gewichtszunahme, Schlafstörungen, einer Abnahme der Muskelmasse, sinkender Lust sowie erektiler Dysfunktion führen. Gerade bei Männern ist der Lebensstil sehr entscheidend, weshalb ordnungstherapeutische Überlegungen viel bewirken können.

Hormonelle Erkrankungen

Neben hormonellen Veränderungen im Laufe des Lebens, wie in den Wechseljahren bzw. aufgrund des zunehmenden Alters, gibt es eine Reihe von Erkrankungen im Hormonsystem, die Müdigkeit und Erschöpfung als Symptome aufweisen. Die folgenden sind nur einige Beispiele.

Schilddrüsenunterfunktion (Hypothyreose): Die Schilddrüse ist an vielen Körpervorgängen beteiligt. Produziert sie zu wenig Hormone, wird der Stoffwechsel langsamer, was sich durch Leistungsabfall, Müdigkeit, Schwäche, Kurzatmigkeit und niedrigen Puls zeigen kann. Psychische Symptome wie Depressionsneigung, Konzentrationsstörungen und Teilnahmslosigkeit sind ebenso möglich wie trockene und teigige Haut, Haarausfall, Gewichtszunahme, heisere Stimme, vergrößerte Zunge, Verstopfung und Erektionsstörungen. Allumfassende Anzeichen für eine Hypothyreose sind vermehrtes Kälteempfinden, verlangsamte Reflexe, Muskel- und Gelenkschmerzen sowie Taubheitsgefühle. Die Ursachen für eine Unterfunktion können angeboren, aber auch durch Autoimmunprozesse (beispielsweise Hashimoto-Thyreoiditis), Jodmangel, Strahlentherapie bis hin zur Schilddrüsenentfernung bedingt sein.

Nebennierenrindeninsuffizienz (Morbus Addison): Wie Häubchen sitzen die Nebennieren auf den Nieren auf und produzieren in ihren Rinden wichtige Hormone wie Aldosteron und Cortisol. Letzteres ist für die Regulierung von Energiestoffwechselprozessen verantwortlich, wodurch die Körperzellen aktiviert, der

Blutzucker und der Blutdruck erhöht werden. Aldosteron hält den Wasser- und Natriumhaushalt in Balance und ist daher wichtig für den Blutdruck und die Flüssigkeitsausscheidung. Bei Morbus Addison ist die Produktion dieser Hormone stark reduziert, was den Körper auf Dauer bei Verletzungen, Infektionen und anderen Herausforderungen in lebensgefährliche Bedrängnis bringt. Symptome sind neben Müdigkeit und Erschöpfung eine Braunfärbung der Haut und niedriger Blutdruck. Die Krankheit kommt selten vor, kann jedoch in jedem Alter auftreten.

Diabetes mellitus: Die »Zuckerkrankheit« ist sowohl als hormonelles als auch als Stoffwechselgeschehen zu betrachten. Schätzungsweise leiden allein in Deutschland 7–8 Millionen Menschen darunter, wobei die erworbene Form, Typ 2 (früher Altersdiabetes), zu 95 % auftritt. Der Typ 1 ist dagegen eine genetische Autoimmunreaktion. Starke Müdigkeit, Erschöpfung, intensiver Durst- und Harndrang, vermehrte Muskelkrämpfe, abnehmende Sehkraft, trockene und empfindliche Haut, Schwindel sowie ein Wechsel zwischen Hungergefühl und Appetitlosigkeit können Hinweise auf eine diabetische Erkrankung sein. Je früher Diabetes Typ 2 entgegengewirkt wird, z. B. durch Lebensstiländerungen, desto mehr können Langzeitfolgen wie Polyneuropathie, Erblindung, Diabetikerbeine, Arteriosklerose und weitere Stoffwechselerkrankungen vermieden werden. Gerade Typ 2 ist als »Wohlstandskrankheit« bekannt, kann aber auch auf eine Insulinresistenz hinweisen. Hierbei reagieren die Insulinrezeptoren der Körperzellen herabgesetzt auf das Hormon Insulin. Infolgedessen nehmen sie weniger bis kaum Zucker aus dem Blut auf, wodurch der Zuckerspiegel steigt und das Signal an die Bauchspeicheldrüse weitergeleitet wird, zum Ausgleich mehr Insulin zu produzieren.

Depressionen und Burn-out

Auch Depressionen und Burn-out, die nicht synonym verwendet werden dürfen, können die Ursache für Müdigkeit und Erschöpfung sein.

Burn-out-Syndrom: Der Begriff des Burn-out-Syndroms wird meist auf den Arbeits- oder einen bestimmten Aufgabenkontext bezogen (Schule, Studium, bestimmtes Projekt). Bis heute gibt es noch keine gesicherten wissenschaftlichen Aussagen über die Häufigkeit von Burn-out. Als Ursachen werden Mobbing, schlechte Arbeitsorganisation, Ungleichgewicht zwischen Anforderungen und Leistbarkeit, ständige Erreichbarkeit, Stress, zunehmende Aufgabenfelder, ungeklärte Positionen und Befugnisse gesehen. Die Symptome können sehr vielfältig sein und reichen von Vergesslichkeit über mangelnde Motivation, Leistungsminderung, Versagensängste, Minderwertigkeitsgefühle, psychosomatische

Reaktionen, Frustration, Überforderung, Druck und Entfremdung gegenüber der eigenen Tätigkeit. Hinter einem Burn-out-Syndrom kann durchaus eine Angststörung, ein Erschöpfungssyndrom oder eine Depression stecken.

Depressionen: Depressionen fallen unter die häufigsten und am meisten unterschätzten psychischen Erkrankungen, was vor allem an ihrem breit gefächerten Symptom- und Ursachenspektrum liegt. Man vermutet für die Entstehung vor allem ein Zusammenwirken genetischer, neurobiologischer, psychischer und psychosozialer Komponenten. Klassische Symptome können erhöhte Furcht, Niedergeschlagenheit, Interessenverlust, Antriebslosigkeit, massive Traurigkeit, Freud- und Hoffnungslosigkeit, Pessimismus und Müdigkeit sein. An Depressionen leidende Menschen haben Schwierigkeiten, ihren Alltag auszuüben und sind in ihrer Lebensgestaltung stark eingeschränkt. Weitere Anzeichen von Depressionen können seelischer Rückzug, Entscheidungsschwierigkeiten, Selbstmordgedanken, hohe Schuldgefühle, Morgentief, wiederkehrendes Grübeln, Schlafstörungen, Appetitlosigkeit, sexuelle Lustlosigkeit und fehlende Reaktionen auf schöne Dinge sein. Im Gegensatz zum Burn-out-Syndrom ist das Leid nicht bezogen auf Beruf, Schule oder Studium, sondern komplexer in der Entstehung. Depressionen können plötzlich auftreten, während sich ein Burn-out schleichend intensiviert.

Multiple Sklerose

Multiple Sklerose stellt die häufigste chronisch-entzündliche Erkrankung des zentralen Nervensystems dar. Dabei kommt es zu Autoimmunprozessen, die durch schubhafte Ausfälle gekennzeichnet sind. Betroffen sind vor allem junge Menschen zwischen 20 und 40 Jahren. Neben Empfindungs- und Sehstörungen zeichnen sich oft Muskellähmungen als erstes Symptom ab, die sich im Laufe der Zeit zu Gleichgewichtsstörungen, Bewegungseinschränkungen, Sprachstörungen und -verzögerungen, unkontrollierte oder unwillkürliche Ausscheidung von Harn oder Stuhl steigern können. In allen Phasen der Multiplen Sklerose sind auch Müdigkeit und Erschöpfung häufige Symptome. Deshalb sollten auch mögliche neurologische Erscheinungen, Muskelbeschwerden und Empfindungsstörungen beobachtet werden.

Als Ursache für Müdigkeit und Erschöpfung werden folgende drei Faktoren vermutet:

- strukturelle Schäden und Verletzungen des Gehirns durch Entzündungsherde: Dabei werden Hirnregionen in Mitleidenschaft gezogen, die für die Wachheit verantwortlich sind, unter anderem der Hypothalamus.
- verminderte Botenstoffproduktion durch Entzündungen außerhalb des zentralen Nervensystems: Entzündungen fördern die Bildung von Entzündungsmediatoren, die die Produktion von Botenstoffen wie Dopamin, Norad-

renalin oder Serotonin hemmen, was zu Müdigkeit und Antriebslosigkeit führen kann.

- Kompensation der entzündlichen Prozesse: Das Gehirn versucht, diese auszugleichen, indem andere Regionen Aufgaben und Funktionen übernehmen müssen, die jenseits ihres Tätigkeitsfeldes liegen. Durch die Entzündungen kommt es zu Störungen funktionaler Netzwerke im Gehirn, wodurch die Gehirnaktivierung anders gestaltet wird oder übermäßig ausfällt. Die Folge können dann geistige Erschöpfungserscheinungen sein.

Herz-Kreislauf-Erkrankungen

Herz-Kreislauf-Erkrankungen können ebenfalls mit Müdigkeit und Erschöpfung im Zusammenhang stehen. Aus diesem Grund sollten regelmäßig der Blutdruck und die Herzfunktion kontrolliert und die Blutwerte auf entsprechende Krankheitsbilder untersucht werden. Die maßgeblichen hierbei sind:

Chronische Herzinsuffizienz: Zunehmendes Nachlassen der Herzfunktion und -leistungsfähigkeit kann durch Müdigkeit, Erschöpfung und Atemnot bei Anstrengung angekündigt werden. Durch die abnehmende Sauerstoff- und Blutversorgung des Körpers (vor allem Muskeln, Gehirn, Nerven) ermüden Betroffene schneller. Der Schwergrad der Herzschwäche nimmt langsam zu, was daran zu erkennen ist, dass Müdigkeit und Erschöpfung immer rascher auftreten, im letzten Stadium (siehe NYHA-Stadien der Herzschwäche) sogar in Ruhe. Weitere Symptome der chronischen Herzinsuffizienz sind Ödembildung durch Rückstau, Gewichtszunahme, nächtlicher Harndrang, kalte Hände und Füße, beschleunigter Atem und Puls.

Koronare Herzkrankheit: Dabei kommt es zu einer zunehmenden Minderdurchblutung des Herzmuskels aufgrund vermehrter Verengung der Herzkranzgefäße. Dies geschieht durch die Ablagerung von Blutfetten, Zuckermolekülen, Bindegewebe und Blutpfropfen, wodurch der Durchmesser der Herzkranzgefäße geringer und die Fließgeschwindigkeit des Blutes eingeschränkt wird. Häufiges Warnzeichen ist der plötzliche Schmerz hinter dem Brustbein (Angina pectoris = Brustenge). Weitere Symptome sind Müdigkeit, Erschöpfung, Abgeschlagenheit, Herzrhythmusstörungen, Kurzatmigkeit und Bluthochdruck (auch als Ursache). Die koronare Herzkrankheit fördert die Herzinsuffizienz und kann zu Herzinfarkten und plötzlichem Herztod führen.

Zustand nach Herzoperationen: Nach Herzoperationen und durch die Einnahme entsprechender Medikamente, vor allem Blutdrucksenker, können Müdigkeit und Erschöpfung Teil des Beschwerdebildes sein.

Arterielle Hypotonie: Von niedrigem Blutdruck spricht man bei Werten unter 110 mmHg zu 65 mmHg bei Männern und unter 100 mmHg zu 60 mmHg bei Frauen. Unterschieden werden die primäre bzw. idiopathische Form, die deutlich häufiger vorkommt, sekundäre Formen (als Folge einer Grunderkrankung) und die orthostatische Dysregulation. Bei der primären Form liegt keine nachweisbare Ursache vor. Junge Frauen und Menschen mit sehr hagerem Körperbau sind häufig betroffen. Sekundäre Formen können ihre Ursache haben in Herzinsuffizienz, Aortenstenose, Nebennierenrindeninsuffizienz, Hypovolämie, längerer Bettlägerigkeit, starken Blutverlusten (auch bei immensen Regelblutungen), Infektionskrankheiten oder Flüssigkeitsverlusten. Die orthostatische Dysregulation meint eine Regulationsstörung des Blutdrucks durch Lagewechsel (beispielsweise vom Liegen zum Aufstehen).

Erkrankungen von Leber und Nieren

Häufig wird Müdigkeit im Rahmen von Lebererkrankungen als »Schmerz der Leber« bezeichnet. Die Leber ist ein Multifunktionsorgan, das sowohl wichtige Produktionsaufgaben (etwa Bildung der Gallenflüssigkeit oder verschiedener Eiweißstoffe) als auch Speicher- (beispielsweise Blut, Wärme) sowie Abbaufunktionen (beispielsweise Medikamente, Giftstoffe) übernimmt. Auch wenn die Leber lange kompensieren und sich selbst regenerieren kann, so kann Müdigkeit auf eine Überlastung dieses wichtigen Stoffwechselorgans hinweisen.

Weitere unspezifische Symptome einer Leberbelastung im frühen Stadium können Völlegefühl, Blähungen, Durchfall, Fettunverträglichkeit, Appetitlosigkeit, vermehrtes Schwitzen oder Frieren sein. Zu den häufigsten Lebererkrankungen zählen die chronische Hepatitis (Leberentzündung), Gallensteinleiden, Fettleber, Leberzirrhose, Gelbsucht sowie Schäden durch Alkohol und Tumoren.

Als eine der wichtigsten Entgiftungsorgane neben der Leber können die Nieren aufgrund von Belastung mit Müdigkeit und Erschöpfung reagieren. Dies geschieht vor allem bei chronischem Geschehen, wenn sich zu viele Abbauprodukte im Blut anreichern, weil die Nieren diese nicht gut filtern und nicht mehr über den Urin ausscheiden können. Damit sind wir bei der Hauptaufgabe der Nieren: der Reinigung des Blutes von Abfallstoffen, wie Harnstoff und Harnsäure, Salzen, Giftstoffen und Stoffwechselendprodukten.

Wenn im Rahmen der Müdigkeit an die Nieren gedacht wird, sollten auch Symptome wie Verfärbungen von Haut und Nägeln, Bildung von Schwellungen, häufiges Wasserlassen, vermehrter Druck beim Wasserlassen, ungewöhnlich dunkle Farbe des Urins, Schlaf- und Konzentrationsstörungen beobachtet werden. Zu den häufigsten Erkrankungen der Nieren zählen die chronische Niereninsuffizienz (Schwäche, wo zunehmend die Filterleistung abnimmt), Nierensteine, -zysten und -krebs. Bei Leber- und Nierenerkrankungen sind Blut- sowie umfangreiche internistische Untersuchungen notwendig.

Allgemeine Tumorzeichen

Bei der Betrachtung von Krebserkrankungen spricht man von allgemeinen Tumorzeichen, die Hinweise auf ein bösartiges Zellgeschehen sein können, jedoch nicht zwingend vorliegen müssen. Ebenso geben sie keine genauen Angaben über den Entstehungsort des Tumors, sondern sind vielmehr als Warnsignale zu sehen, da sich Krebs im Anfangsstadium sehr unspezifisch zeigen kann.

Die wichtigsten allgemeinen Tumorzeichen sind:

- allgemeine Müdigkeit, Leistungsknick, Erschöpfung
- Immunschwäche und hohe Infektanfälligkeit
- rascher und merklicher Gewichtsverlust unbekannter Ursache (mehr als 10% des Gesamtgewichts in kurzer Zeit)
- vermehrtes Schwitzen und Nachtschweiß
- Appetitlosigkeit
- dauerhafte Verdauungsstörungen wie Durchfall oder Verstopfung
- plötzlich auftretende Schmerzen, die bleiben
- Blutung unbekannter Ursache (beispielsweise schwarzer Stuhl, im Urin, im Auswurf)
- schlecht oder nicht heilende Wunden

Hinweis: Wir möchten betonen, dass möglichst viele der oben genannten Tumorzeichen zutreffen sollten, bevor überhaupt an eine ernstere Ursache wie Krebs gedacht werden muss.

Man spricht bei Krebserkrankungen sogar von Fatigue bei Tumorpatienten, was schätzungsweise bei 78–96% der Fälle auftritt und entsprechend hohe Aufmerksamkeit fordert. Zwar ist nicht vollständig geklärt, wodurch genau Müdigkeit und Erschöpfung bei Tumorerkrankungen entstehen. Man vermutet aber genetische Veränderungen, ein Ungleichgewicht in der Hypothalamus-Hypophysen-Nebennieren-Achse und Störungen des natürlichen Biorhythmus. Faktoren wie Tumorbehandlung mit Bestrahlung, Chemotherapie, eigener Stress, Depressionsneigung und Ängste fördern die Symptomatik. Aus diesem Grund sollten beim Auftreten der allgemeinen Tumorzeichen Blutuntersuchungen auf Tumormarker und ein umfassender Gesundheitscheck angestrebt werden.

Begünstigende Faktoren

Es gibt eine Reihe von Einflussfaktoren, die die Beschwerden bei postviraler Müdigkeit zusätzlich intensivieren können.

Körper, Geist und Seele können nach einer durchgemachten Virusinfektion sehr geschwächt sein und als Folge möglicherweise mit postviraler Müdigkeit reagieren. Natürlich kann eine postvirale Müdigkeit nach einer Virusinfektion auch einfach so entstehen, es gibt jedoch begünstigende Faktoren, die die Müdigkeit noch zusätzlich befeuern und verstärken. Die vorausgegangene Erkrankung kann manchmal nur ein auslösendes Momentum sein, das auf ein entsprechendes Milieu im Körper stößt. Ein Kaktus beispielsweise wird im nasskalten Norden eher nicht wachsen, weil er dort nicht die Bedingungen vorfindet, die er für gesundes Wachstum braucht. Genauso ist es mit Viren und Bakterien.

Bewegungsmangel

Um körperlich und geistig fit zu bleiben, ist regelmäßige und abwechslungsreiche Bewegung wichtig. Den ganzen Tag zu sitzen, wird als »neues Rauchen« bezeichnet. Das bedeutet, dass mangelnde Bewegung nicht nur die Rückbildung von Muskelmasse bewirkt und unsere geistige Leistungsfähigkeit einschränkt, sondern sich auch nachteilig auf das Atmungs- und Herz-Kreislauf-System sowie den Stoffwechsel auswirkt.

Natürlich mögen wir Menschen es bequem, und sehr viele von uns haben dazu einen sitzenden Beruf, jedoch werden durch den Bewegungsmangel natürliche Bewegungsabläufe schwerfälliger. Der Körper »rostet« sprichwörtlich ein, die Muskeln verkürzen und verspannen sich und der so notwendige Ausgleich durch Bewegung verkümmert.

Längere Krankheitsphasen begünstigen Bewegungsmangel, da man erst wieder zu Kräften kommen und die eigenen Grenzen ausloten muss.

Fehl- und Mangelernährung

Die Qualität unserer Nahrungsmittel hat sich durch viele künstliche Bestandteile, wie Geschmacksverstärker, Konservierungs- und Farbstoffe, Füll-, Süßungs-, Säuerungs- und Geliermittel sowie Emulgatoren (als Zusatzstoffe zusammengefasst unter den E-Nummern bei den Inhaltsstoffen von Lebensmitteln) zunehmend verändert. Auch die Ernährungsgewohnheiten sind in unserer schnelllebigen Zeit oberflächlicher geworden. Mit Fast Food und Fertigprodukten lässt sich viel Zeit sparen und genießen, auf Inhaltsstoffe und Nährwert wird wenig geachtet.

Fehl- und Mangelernährung können Müdigkeit und Erschöpfung zusätzlich fördern. Werden bestimmte Vitamine, Spurenelemente und Nährstoffe aufgrund einer ungesunden Ernährung mangelhaft aufgenommen, kann Müdigkeit ein häufiger erster Indikator dafür sein, die eigenen Gewohnheiten zu überdenken.

Stress

Jeder Mensch reagiert anders auf Herausforderungen, Pflichten und Aufgaben des Alltags sowie des Lebens. Schlussendlich entscheidet unser Gehirn über die Grenze, wann wir uns Druck aufbauen oder die aktuellen Erledigungen nicht mehr widerstandsfähig bewältigen können. Dann meldet sich Stress. Vor allem nach langen Krankheitsphasen, damit verbundener Wiedereingliederung in den Beruf, vielleicht durch eine noch bestehende Schwäche, und postvirale Müdigkeit lassen sich die alltäglichen Aufgaben schwerer ausführen als zuvor.

Ängste, Erwartungshaltungen von außen und uns selbst gegenüber sowie Leistungsdruck können dann eine Stressspirale weiter vorantreiben, was nicht nur eine postvirale Müdigkeit bestärken kann. Sie wirkt sich auch auf verschiedenste Bereiche wie Schlaf, Leistungsfähigkeit, Ernährung und Bewegungsausmaß, aber auch stille Entzündungen, Autoimmunreaktionen und Unverträglichkeiten aus.

Konflikte

Schwelende Konflikte, unverarbeitete Streitereien, Belastungen durch Mobbing oder subtile Kränkungen in verschiedensten Kontexten können unsere Energie zusätzlich verbrauchen. Lange Zeit können wir mit entsprechenden Gegebenheiten gut umgehen, vor allem dann, wenn wir eine hohe Widerstandsfähigkeit aufweisen. Langwierige Krankheitsverläufe können unsere Reserven jedoch empfindlich aufbrauchen, sodass wir jegliche Art von Konflikten nicht mehr so einfach wegstecken können. Reagieren wir gereizt, sehr empfindlich auf bestimmte Bemerkungen oder brechen schnell in Tränen aus, können dies Anzeichen sein, dass unser emotionaler Rucksack gerade sehr voll ist. Es kann daher Sinn ergeben, sich die eigenen, insbesondere die noch unerkannten Konflikte genauer anzusehen und Lösungen zu finden, auch mit Hilfe von außen.

Schlafstörungen

Nicht nur die Regenerationsphasen tagsüber sind essenziell für unseren Energiehaushalt, sondern vor allem die längste durchgehende Ruhephase, die wir nachts haben sollten. Ein- sowie Durchschlafstörungen betreffen mittlerweile sehr viele Menschen. Einerseits fällt es schwer, abends abzuschalten und sich geistig auf die Nacht vorzubereiten, andererseits kann die Nachtruhe selbst empfindlich gestört sein. Viele Menschen werden nach Feierabend und bevor sie zu Bett gehen, nochmals richtig aktiv, was auch verständlich ist. Dann einen gesunden Schnitt zum Tagesgeschehen zu machen, fällt oft schwer. Häufig wird lieber die Schlafdauer verkürzt, als Erledigungen zu verschieben. Auch PC-Arbeit, Fernsehen, Beschäftigung mit dem Smartphone bis kurz vor dem Einschlafen oder eine fehlende Verarbeitung des Tagesgeschehens können die Nachtruhe erschweren. Durchschlafstörungen können auch durch Beschwerden im Bereich des Herz-Kreislauf- oder Ausscheidungssystems bedingt sein.

Allergien und Unverträglichkeiten

Mit dem Begriff »Allergien« verbinden wir häufig solche wie Tierhaar-, Pollen-, Gräser- oder Hausstaubmilbenallergien. Daneben gibt es unter anderem Kontaktallergene wie Latex-, Wasch- und Putzmittel- sowie Nickelallergien. Nahrungs- und Arzneiallergene sind durch die Vielfalt an Inhalts- und Zusatzstoffen viel häufiger geworden. Neben Penicillin, Nuss- und Meeresfrüchte-Allergie sind auch Allergien gegen Gluten, Laktose, Fructose, Samen und Schalenfrüchte bekannte Vertreter dieser Gruppe. Daher gibt es seit Jahren eine Ausweisungspflicht auf Speisekarten von Restaurants. Auch Insektenstichallergien sind vielen Menschen ein Begriff.

Manche Unverträglichkeiten sind über viele Jahre oder sogar Jahrzehnte unbekannt oder intensivieren sich im Laufe der Zeit, was für den Körper permanent Höchstleistung bedeutet. Das Immunsystem ist dabei ständig hochaktiv und bildet Antikörper gegen eigentlich harmlose Stoffe. Entzündungsreaktionen verlangen dem Organismus viel Kraft und Energie ab, was sich in Müdigkeit äußern und stumme Entzündungen begünstigen kann. Ein umfangreicher Unverträglichkeitstest kann Aufschluss geben, welche Stoffe gemieden werden sollten.

Autoimmungeschehen

Mit großer Sorge wird in den letzten Jahrzehnten die Zunahme von Autoimmunerkrankungen beobachtet. Bis heute weiß man nicht genau, worin die Ursachen dafür liegen, dass der Körper eigenes Gewebe bekämpft. Problematisch ist die Fehlfunktion des Immunsystems, gesundes gegenüber schädlichem Gewebe zu erkennen.

Als Ursachen vermutet man, wenn eine normale Körpersubstanz durch bestimmte Einflüsse wie Erreger, Medikamente oder Strahlung verändert wird oder eine fremde Substanz einer körperlichen sehr gleicht. Fehlerhafte Leistungen bestimmter weißer Blutkörperchen wie T- oder B-Lymphozyten sowie die Wanderung von Körpersubstanzen, die sich in anderen Bereichen befinden, in die Blutbahnen können zur Alarmiertheit des Immunsystems führen.

Am bekanntesten sind Morbus Basedow (Schilddrüsenüberfunktion als Autoimmungeschehen), Hashimoto-Thyreoiditis (Schilddrüsenunterfunktion als Autoimmungeschehen), rheumatoide Arthritis, Diabetes mellitus Typ 1, Lupus erythematodes (Schmetterlingsröte im Gesicht) und die systemische Sklerose (Autoimmungeschehen der Haut). Für den Organismus bedeuten Autoimmunprozesse eine doppelte Herausforderung: Zum einen ist er im Kampfmodus gegen einen Feind, zum anderen muss er sich gegen die Eigenangriffe wehren. Aus diesem Grund können Autoimmungeschehen einen verstärkenden Einfluss auf die postvirale Müdigkeit haben.

Schwermetallbelastungen

Die Anzahl an Schad- und Giftstoffen hat sich ebenfalls deutlich erhöht: in Lebensmitteln, dem Grundwasser, in Kosmetika, Reinigungsmitteln, Flüssigkeiten etc. Neben den im Abschnitt »Fehl- und Mangelernährung« aufgelisteten Zusatzstoffen sind verschiedenste Spritzmittel, Verpackungsmaterialien, Mikroplastik und Nanopartikel, die häufig gar nicht mehr unter den Inhaltsstoffen aufscheinen, Baumaterialien und vieles mehr zu nennen, was unserem Organismus enorm schaden kann.

Bedeutsam sind auch Schwermetallbelastungen. Darunter versteht man Metalle mit einer Dichte von mehr als 5 g/cm^3. Zu den häufigsten Schwermetallbelastungen zählen Arsen, Blei (früher durch Treibstoffe oder Bleiwasserrohre, heute durch Müllverbrennungen), Cadmium, Quecksilber (Aufnahme über Nahrung und Amalgamfüllungen), Titan (als Titandioxid vor allem als Teil des Überzugs von Tabletten) und Zinn (Lacke, Plastik).

Die Auswirkungen können mannigfaltig sein, abhängig vom Körpergebiet, wo sie sich ablagern. Vor allem die Entgiftungsfähigkeit des Körpers kann auf lange Sicht empfindlich gehemmt werden. Neben Müdigkeit, Schwäche, Verdauungsstörungen, neurologischen und rheumatischen Beschwerden ist auch die Entstehung und Beeinflussung von Krankheiten möglich. Die Untersuchung ist nicht einfach, da etwa Blutdiagnostik häufig nur die Akutsituation herausstellt. Was über lange Zeit geschehen ist, welche Schwermetalle sich bereits wo im Körper abgelagert haben, ist daher oft viel undurchsichtiger, wäre für die optimale Ausleitung jedoch essenziell. Außer der Blutuntersuchung ergänzen noch Haar- und Nagelanalysen die Diagnose.

Stille Entzündungen

Stille oder stumme Entzündungen, auch »silent inflammations« genannt, treten in jüngster Vergangenheit vermehrt in den Mittelpunkt der gesundheitlichen Betrachtungen. Dabei handelt es sich um chronische Entzündungsgeschehen, die unbemerkt ihr Unwesen im Körper treiben. Im Gegensatz zu herkömmlichen Entzündungen mit Auffälligkeiten wie Rötung, Schmerzen, Schwellungen, Bewegungseinschränkungen oder Hitze spielen sich stille Entzündungen unterschwellig und auf zellulärer Ebene ab. So werden kontinuierlich Abwehrbotenstoffe gebildet und das Immunsystem ist hochaktiv, was den Körper viel Kraft kostet und oxidativen als auch nitrosativen Stress fördert.

Stille Entzündungen können auch Nachwehen von Infektionen oder die Folge schlechter Entgiftungsfunktionen des Körpers sein. Als Entstehungs- und Wirkort kommt grundsätzlich der gesamte Körper infrage, weshalb sich die Symptome nach dem betroffenen Bereich richten.

Zu den unspezifischen Beschwerden zählen:

- Energieabfall,
- Müdigkeit,
- Antriebslosigkeit,
- erhöhte Anfälligkeit für Unverträglichkeiten,
- Immunschwäche,
- Verdauungs- und
- Herz-Kreislauf-Beschwerden.

Die Art und Weise, wie der Organismus damit umgeht, ist abhängig von der genetischen Veranlagung, dem Zustand des Immunsystems, der Ernährungsweise, von Belastungen durch Giftstoffe und der eigenen Stressverarbeitung.

Zahnherde

Mundraum und Zähne sind nicht nur zur Nahrungszerkleinerung da, sondern stehen mit dem gesamten Körper über Blut-, Lymph- und Nervenbahnen in Verbindung. Jedes Zahnfeld, bestehend aus dem Zahn selbst mit Zahnwurzel und -nerv sowie dem umliegenden Gewebe, kann bestimmten Körperbereichen (Organen, Wirbeln, Gelenken, Drüsen etc.) zugeordnet werden. Das Wohlbefinden von Zähnen, Zahnfleisch und Mundschleimhaut ist daher zwingend notwendig.

Zahnherde können unterschwellig dem Körper und unserer Gesundheit massiv schaden. Darunter versteht man einen oder mehrere kranke Zähne mit betroffenem umliegendem Gewebe. Folgeerscheinungen durch solche Störfelder sind meist nicht am Zahn selbst ersichtlich und an dieser Stelle nicht immer schmerzhaft, sondern belasten den Körper häufig an einer gänzlich anderen Position.

Was genau kann nun solche Zahnherde verursachen? Zahnfleischentzündungen, Rückbildung des Zahnfleisches (Parodontose, Parodontitis), abgestorbene Zähne, Zähne mit geschädigtem Zahnmark, Fremdkörper, Materialunverträglichkeiten (Füllungen, Implantate, Zahnersatz) und Kieferhöhlenentzündungen sind hier nennenswert. Die Folgen aufgrund von Zahnherden sind sehr vielfältig, an vorderster Front werden Müdigkeit, Erschöpfung, Tinnitus, Kopfschmerzen, Verspannungen, Stress und chronische Entzündungen genannt.

Auch die Mundflora, die Gesamtheit der im Mundraum vorkommenden Mikroorganismen, sollte gesund erhalten werden. Ebenso wie die Darmflora ist sie für verschiedenste Körpervorgänge wichtig. Ist sie geschwächt, kann dies gesundheitliche Auswirkungen nach sich ziehen.

Strahlung

Strahlung ist in jedem Moment um uns, sie wird häufig als schädlicher Faktor für unser Wohlbefinden unterschätzt und ist in den letzten Jahrzehnten deutlich vielfältiger geworden. Nicht wenige Menschen reagieren auf die Strahlung um sie herum und leiden unter deren Einwirkung auf Körper, Geist und Seele. Neben Mobilfunk- (auch 5G), WLAN-, Funk-, Bluetooth-, Mikro- und Radiowellen zählen Röntgenwellen zu den häufigsten Strahlenbelastungen. Grob kann zwischen hoch- und niederfrequenten elektromagnetischen Feldern unterschieden werden. Vereinfacht gesagt, laufen Erstere über Antennen, Letztere über Steckdosen. Ihre Anwesenheit kann zu mehr oder weniger starken Störfeldern führen.

Zwar gibt es noch immer zu wenige aussagekräftige Studien, dennoch führt das Deutsche Bundesamt für Strahlenschutz auf seiner Seite auf, dass Strahlung Auswirkungen auf unsere Gesundheit haben kann. Sie müssen sich dies wie einen Fremdkörper vorstellen, gegen den unser Körper permanent kämpfen muss. Der eine Organismus schafft dies spielerisch und ohne große Beschwerden, der andere leidet darunter und wird geschwächt. Postvirale Müdigkeit kann durch Strahlenbelastung durchaus intensiviert werden.

Konventionelle Therapievorschläge

Das Chronische Fatigue-Syndrom ist in der konventionellen Medizin als Erkrankung zwar anerkannt, aber es fehlt ein klares Behandlungskonzept.

Da Müdigkeit und Erschöpfung als Symptome oft diffus erscheinen und langwierige Untersuchungen nach sich ziehen können, gibt es keine gängigen schulmedizinischen Therapieempfehlungen. Je nach bestehenden Grunderkrankungen oder infolge der Diagnostik herausgefundener Krankheitsbilder können sich die angeratenen Behandlungsoptionen deutlich unterscheiden. Im Folgenden haben wir einige der konventionellen Therapiemaßnahmen zusammengefasst, wie sie beim Chronischen Fatigue-Syndrom in Betracht gezogen werden.

Aktivierende Maßnahmen

Aus medizinischer Sicht werden körper- und kreislaufaktivierende Maßnahmen empfohlen, was aber nicht bei jedem Betroffenen möglich ist. Hier sind abgestimmte Bewegungseinheiten gefragt, die die ganzheitliche Aktivierung fördern.

Eine Zusammenarbeit mit Gesundheitsberatungen sowie Psychotherapie erscheint sinnvoll, um die Motivation und den inneren Antrieb zu steigern sowie hemmende Faktoren zu beleuchten. Je nach Gesundheitszustand können verschiedene Sportarten zudem dazu beitragen, durch spielerische Herangehensweisen die Freude an der Bewegung neu zu entdecken. Saunagänge, Sauerstoff- und Radon-Therapie sowie Wasseranwendungen nach Kneipp können sinnvolle aktivierende Maßnahmen sein. Zur Kneipp-Therapie finden Sie im praktischen Teil (Seite 53) viele alltagstaugliche Empfehlungen.

Gesundheitsberatung und Psychotherapie

Sobald postvirale Müdigkeit und Erschöpfung zu langfristigen Begleitern geworden sind, nehmen sie immer mehr Raum im Alltag ein und bestimmen unser Verhalten, Denken und Fühlen. Gerade diese Art der Müdigkeit, der ein umfassendes Krankheitsgefühl, möglicherweise mit klassischen Symptomen samt Schonung, vorausging, kann sehr stark von Leistungsabfall und einer nachlassenden Kondition begleitet sein. Psychotherapien dienen in diesem Fall dazu, entsprechend negative Gedankenmuster zu verändern, indem bestimmte hemmende Vorstellungen herausgefiltert und hinderliche Einstellung bezüglich der eigenen Aktivität und einer damit verbundenen Verschlechterung der Müdigkeit analysiert werden. Die kognitive Verhaltenstherapie kann in der Psychotherapie eine Möglichkeit sein, im Laufe der postviralen Müdigkeit entwickelte Verhaltensmuster zu durchbrechen und hilfreiche neue zu etablieren. In Zusammenarbeit mit anderen Disziplinen kann dann langsam an einer Aktivierung und Zunahme der Ausdauer gearbeitet werden.

Eine Gesundheitsberatung wird auch oft von Hausärzten durchgeführt, da hier der meiste Kontakt und das größte Vertrauensverhältnis besteht. Auch externe Gesundheitsberater und Heilpraktiker (für Psychotherapie) können maßgeblich an der psychischen Stabilität mitwirken und Betroffene anleiten, sich mit möglichen Hintergründen der Müdigkeit auseinanderzusetzen. Ebenso können Techniken aus dem Stress- und Burn-out-Management einfließen. Gleichsam ist das Finden von Ressourcen aus dem Umfeld oder den eigenen Fähigkeiten ratsam, um Strategien gegen die Müdigkeit auszuarbeiten.

Lichttherapie

Zunehmend rückt der Einsatz von Lichtquellen in den Fokus der Betrachtung im Rahmen der Behandlung von Müdigkeitssyndromen. So zeigte eine Studie der Medizinischen Universität Wien aus dem Jahr 2022, dass an Multipler Sklerose erkrankte Patienten mit starken Müdigkeitserscheinungen durch die Anwendung von Tageslichtlampen mit einer Helligkeit von 10 000 Lux (Einheit für Beleuchtungsstärke) bereits nach kurzer Zeit über eine verbesserte körperliche sowie geistige Leistungsfähigkeit berichteten. Unterschiedliche Kliniken bieten Lichttherapie bei Müdigkeitssyndromen als Therapieform an. Weitere Untersuchungen auf diesem Gebiet können vielversprechend sein und die Therapieoptionen maßgeblich erweitern. Aber auch für zu Hause gibt es kleinere Lichttherapielampen.

Kreativtherapie

Ergotherapeutische Interventionen, beispielsweise in Form von kreativem, gestalterischem oder künstlerischem Ausdruck, können dabei helfen, Spaß am Leben zu entdecken und Gefühle oder aktuelle Themen optisch sichtbar werden zu lassen.

Kreativ- und kunsttherapeutische Ansätze beschränken sich nicht nur auf das Malen, Skizzieren und Zeichnen, sondern können auch Töpfern, Schnitzen oder Gestalten von Skulpturen verschiedenster Materialien einschließen. Stricken, Weben, Häkeln und Filzen stellen ebenso Möglichkeiten dar, aktiv und kreativ zu sein und am Ende stolz auf das fertige Werk zu blicken. Auch Singen und Musizieren können sehr viel bewirken, und es macht Spaß! Häufig sind solche Maßnahmen Teil eines Kur- oder Reha-Aufenthaltes, jedoch kann nicht jede Maßnahme ärztlich verordnet werden. In Zeiten zahlloser Online-Tutorials- und -Kurse ist jedoch für jeden Geschmack und jedes Interesse etwas dabei, sehr oft auch kostenlos. Warum probieren Sie nicht einfach etwas aus, das Sie anspricht?

Medikamentöse Therapie

Medikamente bei Müdigkeit und Erschöpfung werden nur im Zusammenhang mit Grunderkrankungen verordnet. Ist die Müdigkeit beispielsweise Folge einer Form der Anämie, können Bluttransfusionen oder Therapien mit dem Hormon Erythropoetin (Förderung der Bildung roter Blutkörperchen aus ihren Vorstufen im Knochenmark) den Körper anregen, wieder mehr rote Blutkörperchen zu bilden und so mehr Energie zu entwickeln. Auch schilddrüsen- oder diabetesbedingte Müdigkeit kann sich durch die Gabe entsprechender Medikamente bessern. Generell denkbar sind Kortison, vor allem in der palliativen Behandlung, Amphetamine zur Antriebssteigerung und Antidepressiva, wobei Letztere nur bei Müdigkeit aufgrund von Depressionen eingesetzt werden.

Der Wirkstoff Methylphenidat wird in Betracht gezogen und kommt vor allem bei ADHS zum Einsatz, kann allerdings auch weitreichende Nebenwirkungen wie Nervosität, Schlaflosigkeit oder Kopfschmerzen nach sich ziehen. Daher wird medizinisch vor einer Gabe sehr genau abgewogen und das Medikament meist nur in Einzelfällen und bei langjährigen Müdigkeitssyndromen verordnet. Auch pflanzenbasierte Präparate wie Ginseng, Baldrian und Hopfen werden wegen ihrer entspannenden und schlaffördernden Wirkung empfohlen.

Immunvorgänge

Ein gesundes Immunsystem hält uns fit, ein geschwächtes macht uns krank. Lernen Sie Ihr Immunsystem kennen und erfahren Sie, wie Immunmodulation helfen kann.

Ein intaktes Immunsystems schützt den Körper vor fremden und gefährlichen Eindringlingen, etwa Bakterien, Pilzen, Parasiten, Viren und Krebszellen. Hierfür muss es unterscheiden, was zum Körper gehört und was nicht.

Antigene (körperfremde Substanzen) lösen, wenn sie als gefährlich eingestuft werden, eine Immunreaktion aus. Es folgen eine Aktivierung und Mobilisierung der Abwehrkräfte, dann ein kontrollierter Angriff auf das Antigen, sodass der Körper die feindlichen Zellen auch zielgerichtet vernichten und abbauen kann. Inwieweit gestörte Immunreaktionen Auswirkungen auf postvirale Müdigkeit haben, konnte die Forschung bislang noch nicht abschließend klären. Dennoch soll dieses Kapitel einen Überblick zum Immunsystem geben.

Immunsystem

Das menschliche Immunsystem besteht aus Organen des lymphatischen Systems und Tausenden Milliarden Immunzellen, die in Blut und Lymphgewebe vorkommen. Zehn Prozent davon werden täglich neu gebildet. Insgesamt bewegt sich ein Großteil dieser Zellen im ganzen Körper, die Kommunikation erfolgt über Botenstoffe.

Dennoch ist das Immunsystem kein abgeschlossenes Netzwerk, sondern steht in Kontakt mit dem Hormon- und Nervensystem. Vielfältigste Einflüsse, auch Gedanken und Gefühle, können wesentlich Einfluss auf den Zustand des Immunsystems nehmen. Sein gesunder Zustand ist die Grundvoraussetzung für die Anpassungsfähigkeit des Körpers und seine Abwehr von fremden und gefährlichen Stoffen. In seiner Rolle als Abwehrsystem differenziert man zwischen humoralen (also nichtzellulären Stoffen wie Enzymen und Sekreten) und zellulären Abwehrmechanismen (weiße Blutkörperchen).

Immunorgane

Wir unterscheiden grob zwischen primären und sekundären lymphatischen Organen. In den primären, wie Thymusdrüse und Knochenmark, entwickeln unreife Immunzellen ihre Funktion und wandern in die sekundären lymphatischen Organe. Dazu zählen Milz, Lymphknoten, der lymphatische Rachenring, Peyer-Plaques des Dünndarms und weitere Lymphgewebe an den Schleimhäuten.

Das Lymphsystem ist ein Lymphknotennetzwerk, über das Lymphgefäße verbunden sind. Es hilft dem Körper beim Transport beschädigter Zellen, die zerstört werden sollen, und bewegt die Lymphflüssigkeit durch den gesamten Körper.

Immunzellen

Vereinfacht gesagt, werden alle Immunzellen im Knochenmark gebildet und zur Weiterentwicklung in andere Lymphorgane geschickt. Die Leukozyten (weiße Blutkörperchen) nehmen in ihrer Entstehung vom Knochenmark aus zwei Wege:

- Der myeloische Weg (griech. Myelos; Knochenmark) führt zur Bildung von Monozyten, Granulozyten und Makrophagen. Diese Zellen wirken als Teil der angeborenen oder unspezifischen Immunität.
- Der lymphatische Weg bringt Lymphozyten hervor. Dazu gehören die verschiedenen T-Lymphozyten (unter anderem Gedächtnis- und Helferzellen) und B-Lymphozyten (Gedächtnis- und Plasmazellen) als Teil der erworbenen bzw. spezifischen Immunabwehr. Auch die natürlichen Killerzellen entstehen auf diesem Weg.

Faktoren und Sekrete der Abwehr

Die humorale Abwehr besteht aus verschiedenen Systemen, die die Koordination der Abwehrzellen untereinander anleiten, ihre Vermehrung anstoßen sowie Mikroorganismen zerstören können. Dazu gehören das Komplementsystem, ein Zusammenschluss von Enzymen, und die Zytokine, hormonähnliche Botenstoffe wie Interleukine und Interferone.

Verteidigungslinien

Der Körper verfügt über zahlreiche Abwehrmechanismen, z. B. physikalische Barrieren, Antikörper, Komplementproteine, Lymphorgane und weiße Blutkörperchen. Mechanische und physikalische Barrieren wie die Schleimhäute, die Haut und die Hornhaut der Augen sind die erste Verteidigungslinie gegen Eindringlinge. Sind diese Barrieren intakt, können viele Eindringlinge nicht in den Körper gelangen. Werden sie allerdings durchbrochen, steigt die Infektionsgefahr. Proteinhaltige Sekrete (Enzyme) schützen die Barrieren zusätzlich vor gefährlichen Erregern. Die nächste Verteidigungslinie besteht aus den Leukozyten, die in Blutstrom und Körpergewebe zirkulieren, um nach Eindringlingen zu suchen und diese anzugreifen. Eine Immunabwehr besteht immer aus angeborener und erworbener Immunität.

Angeborene Immunität: Damit kommt ein Mensch zur Welt. Die angeborene Immunität braucht keine vorherige Begegnung mit einem Mikroorganismus, um wirksam zu sein. Sie reagiert umgehend auf Eindringlinge, ohne lernen zu müssen, diese zu identifizieren.

Erworbene Immunität: Die Lymphozyten identifizieren einen Eindringling, lernen, ihn anzugreifen, und erinnern sich an diesen speziellen Eindringling, sodass sie ihn bei der nächsten Begegnung noch wirksamer attackieren können. Bei der Zerstörung von Eindringlingen arbeiten B- und T-Zellen der Lymphozyten zusammen.

Regulierung und Erinnerung

Um einer Schädigung des Körpers vorzubeugen, muss die Immunreaktion reguliert werden. Suppressor-T-Zellen helfen dem Körper bei der Kontrolle der Immunreaktion, indem sie Zytokine absondern, die verhindern, dass sich eine Immunreaktion endlos fortsetzt. Die Auflösung umfasst die Eingrenzung von Eindringlingen und deren Ausscheidung aus dem Körper. Im Anschluss daran zerstören sich die meisten weißen Blutkörperchen selbst und werden von anderen Zellen absorbiert. Der Körper behält die zur erworbenen Immunität gehörenden Gedächtniszellen, um sich an jene Eindringlinge zu erinnern und sie beim nächsten Aufeinandertreffen noch stärker anzugreifen.

Immunmodulation

Unter Immunmodulation verstehen wir die Nutzung von Arzneien und Wirkstoffen, die das Immunsystem beeinflussen. Es gibt zwei Gruppen: Immunstimulanzien wirken anregend auf das Immunsystem, Immunsuppressiva unterdrückend.

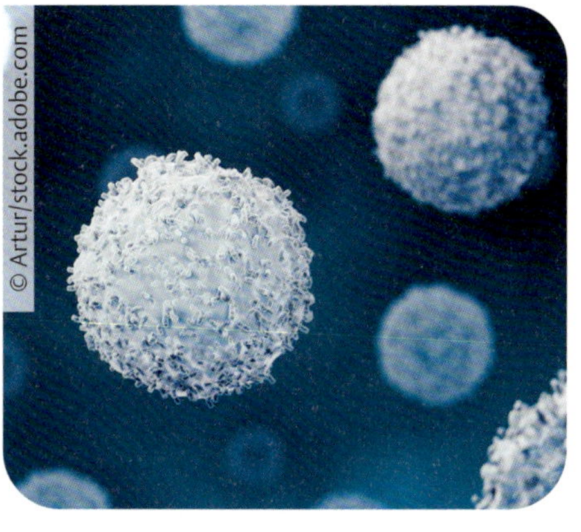

Bei der Immunmodulation geht es darum, die körpereigene Abwehr zu stärken. Unser Immunsystem schützt uns rund um die Uhr vor Belastungen jeglicher Art. Es arbeitet kontinuierlich daran, gefährliche Schadstoffe und Krankheitserreger von unserem Organismus fernzuhalten. Nicht nur Krankheiten, sondern auch eine ungesunde Lebensführung schwächen das Immunsystem und machen uns anfällig für Beschwerden und Krankheiten. Unter »ungesunder Lebensführung« verstehen wir Faktoren wie chronischen Stress, Umwelteinflüsse, Fehlernährung, mangelnde Bewegung und negatives Denken. Eine an das Problem ausgerichtete Immunmodulation stärkt das Immunsystem und wehrt Belastungen ab.

Eine Immunmodulation

- steigert die Leistungsfähigkeit,
- stärkt die antirheumatischen Abläufe,
- erhöht die Antioxidantienanzahl,
- kräftigt den Stoffwechsel,
- regeneriert die Darmflora,
- optimiert die zellulären Blutelemente,
- beruhigt die Schleimhäute,
- erhöht antientzündliche Mechanismen.

So kann das Immunsystem gesund werden und seine Elemente Blut, Darmflora, Knochenmark, Schleimhäute und Milz können wieder voll funktionieren, um bei Belastungen sofort starken Widerstand leisten zu können.

Gestörte Immunregulation

Unter einem Immundefekt versteht man eine herabgesetzte oder nicht vorhandene Abwehrfähigkeit des Immunsystems aufgrund von Entwicklungsstörungen der Stammzellen im Knochenmark, der B- und T-Lymphozyten. Diese Formen sind angeboren und eher selten. Weitaus häufiger sind die erworbenen Formen, bei denen Abwehrzellen und Antikörper durch bestimmte Erkrankungen oder Therapieformen vernichtet wurden. Immunschwächen erhöhen das Risiko für nicht lebensbedrohliche Infekte und die Entstehung von Tumoren. Bei B-Lymphozyten-Störungen mit Mangel an Antikörpern häufen sich bakterielle Infektionen. Sind die T-Lymphozyten gestört, können Viren schlechter abgewehrt werden.

Angeborene Immundefekte: Man differenziert zwischen Antikörpermangelsyndromen, Defekten des zellulären Immunsystems, Störungen des Komplementsystems (eine Enzymkaskade, die eine lokale Entzündungsreaktion hervorruft und Infektionen abwehrt) und kombinierten Immundefekten.

Erworbene Immundefekte: Nennenswert sind hier Tumoren, Kinderkrankheiten, Hungerzustände, Eiweißverluste (beispielsweise durch Nierenerkrankungen), bestimmte Medikamente, Chemo- und Strahlentherapie.

Energiemangel durch Mitochondriopathien

Wenn die Fähigkeit der Mitochondrien, Energie zu produzieren, abnimmt, entstehen Muskelschwäche und Müdigkeit. Doch es kann gegengesteuert werden.

Wie bereits im Kapitel »Abgrenzungen und Differenzialdiagnosen« (Seite 21) erwähnt, gibt es verschiedene Krankheits- und Beschwerdebilder, die ähnliche Symptome hervorrufen können wie die postvirale Müdigkeit bzw. das postvirale Syndrom. Eine Unterscheidung hinsichtlich der Ursache für Energiemangel auf körperlicher und geistiger Ebene kann sehr schwierig sein. Deshalb soll es in diesem Kapitel um einen wesentlichen Auslöser für Energiemangel gehen.

Mitochondriale Erkrankungen

Hierbei liegt ein Defekt der Mitochondrien, also der Kraftwerke unserer Zellen, vor. Dieser kann erworben oder genetisch bedingt sein. Da die Mitochondrien nicht mehr richtig funktionieren, produzieren sie immer weniger Energie (ATP, Adenosintriphosphat). Diese Dysfunktion kann zu einer Vielzahl von Symptomen führen, die insbesondere Muskeln und das Nervensystem betreffen. Die Erkrankungen sind vielfältig und können sich in jedem Alter manifestieren.

Zu den häufigsten Symptomen gehören Muskelschwäche, chronische Erschöpfung, Belastungsintoleranz und Schmerzen. Betroffen sind oft Organe mit hohem Energiebedarf, die Leber, das endokrine System, Reproduktionsorgane, Herzmuskulatur, aber auch Gehirn, Skelettmuskulatur und Netzhaut, was zu ernsthaften gesundheitlichen Problemen führen kann. Auch das Nervensystem, die Augen und das Innenohr können in Mitleidenschaft gezogen werden.

Mitochondriopathien

Der Begriff »Mitochondriopathie« steht für verschiedene Syndrome, die meist genetisch bedingt sind und mehrere Organsysteme betreffen. Neurologische Symptome stehen hierbei im Vordergrund. Wenn die körpereigene Kompensationskraft aus dem Gleichgewicht gerät, etwa durch eine weitere Krankheit oder externe Faktoren, kommt es zur Dekompensation und zum Auftreten von Symptomen, die sich auf den gesamten Energiehaushalt auswirken können.

Mitochondrien

Mitochondrien sind die Kraftwerke unserer Zellen, deren wichtigste Aufgabe die Produktion von ATP (Adenosintriphosphat) ist, Energie, die im gesamten Körper benötigt wird. Aber die Mitochondrien haben noch andere wichtige Funktionen: Sie sind z. B. für Leben oder Tod einer Zelle mitverantwortlich und spielen bei der Kontrolle von Stressreaktionen eine Rolle. Außerdem sind sie eine Drehscheibe für biosynthetische Prozesse.

Maßnahmen bei mitochondrialen Erkrankungen

Symptomorientierte Therapien, wie Cochlea-Implantate, Herzschrittmacher oder Antiepileptika-Gabe, können Lebensqualität und Verlauf deutlich verbessern. Auch ein individuell angepasstes Ausdauer- sowie Krafttraining kann unterstützend wirken. Die Einnahme von Vitaminen und Nahrungsergänzungsmitteln, etwa L-Carnitin und Alpha-Liponsäure, ist gerade bei Coenzym-Q10-Mangel-Erkrankungen sinnvoll. Aktuell werden viele neue Arzneimittel mit antioxidativer Wirkung sowie zur Förderung der Entstehung neuer Mitochondrien getestet, mit vielversprechenden Ergebnissen.

Die richtige Ernährung mit vielen Antioxidantien, Nährstoffen und gesunden Fetten spielt eine wichtige Rolle bei der Unterstützung der Mitochondrienfunktion und Stoffwechselgesundheit. Auch bestimmte Änderungen des Lebensstils können sich positiv auf die Gesundheit der Mitochondrien auswirken. Die Fortschritte in der Gentherapie sind vielversprechend für die Behandlung mitochondrialer Erkrankungen. Hierbei werden gesunde Kopien betroffener Gene in den Körper eingebracht, um die normale Mitochondrienfunktion wiederherstellen zu können.

Baustelle Darmgesundheit und Darmflora

Viele Erkrankte leiden an Störungen der Darmflora, die durch falsche Ernährung, Stress oder Infektionen entstehen. Es gibt jedoch einfache Maßnahmen zur Darmregulation.

Nach langwierigen Infekten und der Einnahme von Antibiotika sowie verschiedensten Erkältungsmitteln bedarf unser Darm als wichtiges Ausscheidungs- und Entgiftungsorgan der Beachtung. So sollte er auch bei postviraler Müdigkeit berücksichtigt werden, um mögliche Störfelder und Missstände zu erkennen und diese mithilfe eines geschulten Therapeuten bereinigen zu können. Wie Studien zeigen (siehe Verbreitung und Studien, Seite 14), spielen Darm und Darmflora bei Betroffenen eine wichtige Rolle. In diesem Kapitel geht es um die Bedeutsamkeit des Darms für unser Immunsystem und unser allgemeines Wohlbefinden sowie um unterschiedliche Maßnahmen zur gezielten Darmregulation.

Darm und Immunsystem

Das Immunsystem ist das Abwehrsystem unseres Körpers, das uns mit aller Kraft vor Angriffen von Allergenen und Krankheitserregern schützt. Schon der Darm des Säuglings kommt mit gesundheitsfördernden wie auch krank machenden Bakterien in Kontakt. Bei Infektionen gelangen die Krankheitserreger über den Darm in unseren Körper, der nun den Eindringlingen Widerstand leisten muss.

Immunzellen-Trainingslager

Über 80 % des Immunsystems befinden sich in unserem Darm. Die dort lebenden Immunzellen haben tagtäglich Umgang mit allerlei Bakterien, bei denen sie zwischen nützlich und schädlich unterscheiden können und müssen. Indem Abwehrzellen aktiviert werden, bilden die Immunzellen spezifische Antikörper gegen die jeweiligen Krankheitserreger. Rund 60 % davon werden von den Immunzellen der Darmschleimhaut abgegeben und gelangen über die Blutbahn in den ganzen Körper. Zahlreiche verschiedene Immunzellen leben im Darm, wie die Peyer-Plaques, eine Ansammlung von lymphatischem Gewebe in der Dünndarmschleimhaut. Peyer-Plaques agieren als die erste Verteidigungslinie des Immunsystems gegen ernährungsbedingte sowie mikrobielle Antigene im Dünndarm.

Darmflora

Die Darmflora, auch Darmmikrobiom genannt, steht für sämtliche Mikroorganismen und deren genetische Information, die im Darm des Menschen vorkommen, wie Bakterien, Pilze und meist harmlose Viren. Es gibt über 1000 Bakterienarten in der Darmflora und drei Bakteriengattungen, von denen meist eine im Darm dominant ist: Bacteroides, Prevotella oder Ruminococcus. Das Darmmikrobiom entsteht in den ersten Lebensjahren eines Kindes. Die genaue Zusammensetzung der Bakterien kann sich im Laufe des Lebens durch Ernährung, Lebensstil, Krankheiten und Medikamente auch verändern.

Barriere gegen Krankheitserreger

Krankheitserreger tun sich schwer damit, die Darmschleimhaut zu durchdringen, da deren zähflüssige Beschaffenheit und die fest miteinander verbundenen Epithelzellen den Weg blockieren. Darmbakterien besiedeln die Oberfläche der Schleimschicht. So werden krank machende Bakterien an der Ansiedlung im Darm gehindert und verdrängt. Eine gesunde, vitale Darmflora, also die Gesamtheit aller dort ansässigen Mikroorganismen, macht Bakterien zusätzlich das Leben schwer, da sie die Zellen mit Nährstoffen versorgt und diese so gestärkt werden. Gleichzeitig produzieren die nützlichen Darmbakterien Substanzen, die krankmachende Bakterien unschädlich machen.

Funktionen der Darmflora

Verdauung: Bakterien tragen zur Zersetzung der Nahrungsbestandteile bei. So werden die Darmzellen mit Energie versorgt und die Barrierefunktion kann aufrechterhalten werden.

Immunsystem: Die Bakterien des Immunsystems fördern die körperliche Gesundheit, produzieren Stoffe, die das Wachstum schädlicher Bakterien hemmen, und entziehen Krankheitskeimen die Nahrung. Eine funktionierende Darmflora reduziert das Risiko für eine Infektion mit schädlichen Bakterien im Darm und hilft dem Immunsystem dabei, Antikörper gegen krankheitserregende Bakterien zu bilden. Die Bakterien verhindern auch Nahrungsmittelallergien, da ihre Stoffwechselprodukte die Toleranz der Immunzellen fördern.

Vitaminproduktion: Die Mikroorganismen in der Darmflora produzieren die Vitamine B_1, B_2, B_5, K, Biotin, Folsäure und einige mehr.

Störungen der Darmflora

Wenn die Zusammensetzung der Mikroorganismen aus dem Gleichgewicht gerät und eine geringere Vielfalt an Bakterien besteht, kann es zu gesundheitlichen Problemen bis hin zu Erkrankungen wie Blähungen, Verstopfung oder Durchfall, chronisch-entzündlichen Darmerkrankungen, Allergien, Übergewicht und rheumatoider Arthritis kommen. Eine kurzfristig gestörte Darmflora kann sich durch Probleme im Verdauungstrakt, Bauchschmerzen, Krämpfe oder Übelkeit zeigen.

Aufbau von Darmbakterien

Positiv auf die Darmflora wirken sich fermentierte Lebensmittel (Joghurt, Sauerkraut), ballaststoffreiche Lebensmittel (Gemüse, Obst, Vollkornprodukte) und polyphenolreiche Lebensmittel (Gemüse, Obst, Kräuter, Gewürze) aus. Die Einnahme spezieller Präparate mit ausgewählten Bakterienstämmen zur Ergänzung des Darmmikrobioms ist ebenfalls möglich (als Tabletten, Pulver, Kapseln, flüssige Präparate).

Störfaktoren der Darmflora

Im Darmtrakt befinden sich neben gesundheitsfördernden Bakterien auch schädliche (z. B. Fäulnisbakterien). Vermehren sich diese zu stark, gerät das Darmmikrobiom aus dem Gleichgewicht und eine Dysbiose entsteht. Diese wird zusätzlich gefördert durch psychischen und körperlichen Stress, falsche Ernährung mit übermäßig viel Fett, Zucker und Alkohol, Einnahme von Antibiotika, Bewegungsmangel, hormonelle Veränderungen, Einnahme der Antibabypille, Infektionen des Darms, Mangel an Magensäure oder Galle sowie Medikamente auf Basis von Kortison. Um das Gleichgewicht im Darm wiederherzustellen, müssen die Störfaktoren eliminiert werden.

Maßnahmen zur Darmregulation

Da postvirale Müdigkeit durch eine gestörte Darmflora mitausgelöst und gefördert werden kann, ist es wichtig, Maßnahmen zum Darmaufbau und zur Darmsanierung zu ergreifen. Eine zentrale Rolle spielt hierbei die Ernährung.

Darmaufbau und Darmsanierung

Hier geht es um den Wiederaufbau einer gestörten Darmflora. Fehlt der Schutz, kann es zu Darmentzündungen, sogar zum Leaky-Gut-Syndrom (durchlässiger Darm) kommen. Hierbei gelangen Stoffe, die ausgeschieden werden sollen, durch die durchlässige Darmwand in unsere Blutbahn und werden vom Immunsystem bekämpft. Eine Darmsanierung sorgt dafür, dass sich keine Pilze und schlechten Bakterien mehr ansiedeln. Gleichzeitig wird das Immunsystem unterstützt. Vor einer Darmsanierung werden Blutbild und Stuhlprobe gemacht. Im Labor wird festgestellt, welche Darmbakterien im Übermaß vorhanden sind und welche fehlen. Außerdem wird der Status hinsichtlich Pilze, Hefen, des pH-Wertes und der Darmflora geprüft. Wenn klar ist, welche Bakterienstämme benötigt werden, um das Darmmilieu aufzubauen, kann ein Therapieplan mit entsprechenden Produkten erstellt werden.

Antioxidantien

Antioxidantien schützen vor freien Radikalen, die vom Körper selbst während bestimmter Stoffwechselprozesse gebildet werden, aber auch durch äußere Einflüsse entstehen. Gibt es zu viele Radikale im Körper, entsteht oxidativer Stress, der Darmerkrankungen mitverursachen kann. In der Regel haben wir ein funktionierendes Schutzsystem, um freie Radikale in Schach zu halten, doch sind wir geschwächt, können diese überhandnehmen.

Je nach Herkunft lassen sich Antioxidantien in im Körper gebildete (Enzyme, Hormone, Stoffwechselprodukte) und mit der Nahrung zugeführte (Gemüse, Obst, Nüsse) einteilen. Antioxidantien aus der Nahrung sind die Vitamine C und E, Selen und sekundäre Pflanzenstoffe wie Beta-Carotin, OPC (Oligomere Proanthocyanidine), Flavonoide (in Tee) und Lycopin (in Tomaten).

Ernährung

Bei Störungen der Darmflora gilt es, nährstoffarme durch nährstoffreiche Lebensmittel zu ersetzen. Je unverarbeiteter ein Lebensmittel ist, desto höher ist sein Nährstoffgehalt. Auf dem Speiseplan sollten viel Obst und Gemüse mit Ballaststoffen, Antioxidantien, Vitaminen und Mineralien stehen. Der Darm benötigt jetzt auch gute Fette, die helfen, Nährstoffe aus dem Gemüse besser aufzunehmen. Ballaststoffe (in grünem Blattgemüse, Vollkornprodukten, Nüssen) sorgen dafür, dass der Darm den Stuhl nach außen transportiert, sie machen satt und halten den Blutzuckerspiegel unten.

Detox: Ausleiten, Entsäuern, Entgiften

Detox soll den Körper von Schadstoffen befreien. Dabei kommt eine Kombination aus Diäten, Fasten, speziellen Getränken und Nahrungsergänzungsmitteln zum Einsatz.

Verschiedene Giftstoffe wie Schwermetalle sowie Lebensmittel- und Umweltgifte können postvirale Müdigkeit zusätzlich fördern. Eine professionell begleitete Entgiftung und Entsäuerung können hier wertvolle Beiträge leisten, da man dadurch bestimmte Organe, Körperbereiche oder den ganzen Stoffwechsel reinigen kann. Bleibt eine Entgiftung aus, kann das Körper, Geist und Seele dauerhaft belasten.

Detox-Formen

Viele Menschen setzen beispielsweise auf Saft- oder Basenfasten, um den Säure-Basen-Haushalt ins Gleichgewicht zu bringen. Die damit verbundene Darmreinigung befreit den Magen-Darm-Trakt von Kot- und Speiseresten. Auch Entgiftungsbäder sind beliebt. Zusätze wie Bittersalz, Heilerde, Natron oder basisches Badesalz reinigen und stärken den Organismus. Wer Fuß-Detox betreiben möchte, kann bestimmte Pflaster nutzen, die Toxine aus den Fußsohlen ziehen sollen. Auch Digital Detox, bei dem eine Zeit lang auf die Nutzung digitaler Geräte verzichtet wird, »entgiftet« das Nervensystem und die Psyche, was wiederum positive Auswirkungen auf den Körper hat.

Was bedeutet Entsäuern und Entgiften?

Ein Entsäuerungsprogramm besteht aus mehreren Elementen, die ganzheitlich positiv auf Körper, Geist und Seele wirken. Ein Überschuss an Säure im Körper (Azidose) durch fleischlastige und zuckerreiche Ernährung mit verarbeiteten Lebensmitteln, aber auch Stoffwechselstörungen wie Diabetes und auch Nieren- und Lungenprobleme, können den pH-Wert des Blutes senken, die Funktion von Enzymen beeinträchtigen und den Stoffwechsel stören. Mögliche Symptome sind Müdigkeit, Kopfschmerzen, Verwirrtheit und Kurzatmigkeit. Langfristig kann eine chronische Azidose zu Knochenschwund führen, da der Körper Kalzium aus den Knochen mobilisiert, um das Säure-Basen-Gleichgewicht wiederherzustellen. Eine basische Ernährung mit viel Obst, Gemüse, Nüssen und Hülsenfrüchten ist ein guter erster Schritt. Ein ausgeglichener pH-Wert kann die Funktion von Enzymen und Stoffwechsel optimieren, was mehr Energie und ein besseres Allgemeinbefinden zur Folge hat, zudem kann er das Risiko für chronische Krankheiten reduzieren.

Eine basenreiche Ernährung blockiert außerdem die Bildung von Stoffwechselendprodukten (Schlacken). Diese bauen sich nur langsam ab, daher sollte die neue, basenüberschüssige Lebensweise langfristig beibehalten werden. Säuren und Schlacken müssen deshalb ausgeschieden werden, da sie die Blutgerinnung hemmen. Das Blut wird dickflüssiger und die feinen Blutgefäße können verstopfen, was die Gefahr der Entstehung einer Arteriosklerose begünstigt. Entsäuern und Entgiften machen das Blut wieder dünnflüssiger und entlasten mit sofortiger Wirkung das Herz. Die verstopften Blutgefäße brauchen allerdings mehr Zeit, um sich zu reinigen. Daher ist eine langfristige Umstellung auf eine gesündere Ernährungs- und Lebensweise wichtig. Gleichzeitig müssen alle Faktoren, die übersäuern, dazu zählen auch Stress, Sorgen und unnötige Medikamente, reduziert werden. Ziel ist, dass der Organismus seine eigenständige Regulationsfähigkeit wiederfindet und sein Immunsystem wieder gut funktioniert.

Wo entstehen Säuren?

Eine wichtige Gesundheitsregel lautet: Der pH-Wert des Blutes muss konstant bleiben. Alle überschüssigen Säuren, die nicht gepuffert werden können, landen im Bindegewebe und werden dort von Basen der Kollagenfasern neutralisiert. Dies ist allerdings nur eine Notlösung, bis die Blutbasen – eine Substanz im Blut, die überschüssige Säuren neutralisieren kann – es wieder schaffen, die zwischengelagerten Säuren zu puffern. Die zunehmende Säurebelastung sorgt allerdings für eine Schwächung des Bindegewebes. Die Hauptursachen für eine Übersäuerung des Körpers sind eine verringerte Säureausscheidung aufgrund zu geringer Trinkmengen und zu wenig Bewegung, eine säurelastige bzw. basenarme Ernährung, Medikamente, Stress, Schlafmangel, Entzündungen sowie der Übertritt von Gärungssäuren aus dem Darm in das Blut.

Ursachen einer Vergiftung

Eine Vergiftung entsteht, wenn toxische Substanzen inhaliert oder verschluckt werden oder mit Haut, Schleimhäuten und Augen in Kontakt kommen. Potenziell giftige Substanzen können Gase, Chemikalien, einige verschreibungspflichtige sowie rezeptfreie Arzneimittel, illegale Drogen, bestimmte Pilze, Pflanzen, Nahrungsmittel sowie tierische Giftstoffe sein. Manche Gifte sind harmlos und schädigen die Gesundheit nicht, andere können den Organismus schwer belasten. In der Behandlung geht es darum, die Körperfunktionen der betroffenen Person zu unterstützen, eine weitere Giftaufnahme zu verhindern und die Ausscheidung zu beschleunigen. In einigen Fällen wird ein spezifisches Gegenmittel gegeben. Auch eine jahre- oder gar jahrzehntelange falsche Ernährung und Lebensweise kann den Körper vergiften und krank machen.

Symptome einer Vergiftung

Die eingenommene Menge des Giftes allein ist nicht entscheidend, welche Auswirkungen es hat. Auch das Alter und der Gesundheitszustand der Person spielen eine Rolle. Unterschieden wird zwischen sichtbaren und unsichtbaren Symptomen. Absorbierte oder konsumierte Gifte erzeugen meist Erscheinungen am ganzen Körper. Das liegt am Sauerstoffentzug von Körperzellen oder Rezeptoren und der (De-)Aktivierung von Enzymen. Symptome einer Vergiftung sind Veränderungen im Bewusstsein, der Körpertemperatur, Atmungs- und Herzfrequenz.

pH-Wert

Der pH-Wert kann zwischen 0 (stark sauer) und 14 (stark basisch) liegen. Der Neutralwert ist 7. Bestimmt wird der pH-Wert des menschlichen Blutes vor allem durch in ihm gelöstes Bicarbonat, Stoffwechselabbauprodukte und Plasmaproteine. Er liegt normalerweise zwischen 7,36 und 7,44. Unter 7,36 ist er sauer (Azidose), über 7,44 basisch (Alkalose). Auch der pH-Wert anderer Körperflüssigkeiten kann bestimmt werden.

Entgiftungsorgane

Die wichtigsten Entgiftungsorgane des Menschen sind Nieren, Darm, Leber, Lunge und Haut, außerdem das Blut und die lymphatischen Organe. Kommt es durch innere und äußere Einflüsse zur Überlastung, kann sich das in allgemeinem Unwohlsein, aber auch in chronischer Müdigkeit, etwa nach einem Infekt, und langfristig in verschiedenen Krankheiten zeigen. Um unser Entgiftungssystem in Schwung zu bringen, empfehlen wir für die entsprechenden Organe:

Nieren: viel trinken, vor allem Wasser, hilft den Nieren beim Ausscheiden.

Pflanzliche Mittel spülen die Harnwege gut durch, während Stoffwechseltees die Funktion der Nieren (und der Leber) unterstützen können.

Leber: Alkohol, chemische Lebensmittelzusatzstoffe und bestimmte Arzneimittel können die Leber belasten. Die Phytotherapie (Pflanzenheilkunde) bietet mit Löwenzahnwurzel, Mariendistel und Artischocke gute Möglichkeiten, das Leber-Galle-System zu stärken.

Darm: siehe dazu »Baustelle Darmgesundheit und Darmflora« (Seite 43)

Haut: Der Hautstoffwechsel kann durch regelmäßigen Sport, Dampfbäder und Sauna positiv beeinflusst werden. Zigarettenkonsum, schlechte Ernährung und wenig Flüssigkeitszufuhr lassen die Haut schneller altern.

Lunge: Die Gesundheit der Lunge ist eine wichtige Basis für unser Wohlbefinden. Rauchen und zu wenig Bewegung schaden ihr.

Bedeutung für die postvirale Müdigkeit

Bei postviraler Müdigkeit stehen diese Entgiftungsorgane im Fokus. Wenn Giftstoffe aus dem Körper ausgeleitet werden, wird gleichzeitig der Stressabbau gefördert und es kommt zum Aufbau der Energieressourcen. Gerade nach viralen Erkrankungen können Reststoffe des Infektes im Körper zurückbleiben. Über Detox-Ausleitungsfußbäder, Leberwickel oder Fußreflexzonenmassagen können die inneren Organe angeregt und im Bindegewebe abgelagerte pathologische Stoffe entfernt werden.

Zellentgiftung

Glutathion, ein in der Leber gebildetes Antioxidans und wichtiger Enzym-Cofaktor unter anderem für Immunvorgänge, hat zusammen mit Vitamin C und Vitamin E einen großen Einfluss auf die Reduzierung von oxidativem Stress und fördert das Entgiftungssystem. Es trägt zur Prävention aller Krankheiten, bei denen Einschränkungen der Entgiftung und Immunfunktion, freie Radikale, Entzündungen oder Störungen des Energiehaushaltes eine Rolle spielen, bei. Eine ausreichende Versorgung mit Glutathion und anderen Mikronährstoffen fördert vielfältige Prozesse, die Schadstoffe neutralisieren können.

Ausleitung

In der traditionellen Medizin werden schon seit Jahrhunderten ausleitende Methoden, etwa Techniken zur Steigerung der Schweißabsonderung sowie harntreibende und blutentziehende Therapien, genutzt, um den Organismus bei seiner Entgiftung proaktiv zu unterstützen. Das können Hydrotherapie, Basenbäder, Darmsanierung, Ernährungsumstellung, Bewegung oder auch das Trinken von basischem Wasser sein.

Als Regulationstherapie wird die einleitende Entgiftungstherapie genutzt, um die Basis für krankheitsspezifische Behandlungen zu schaffen. Hier werden die Körpergewebe entlastet und die Selbstregulation des Körpers gestärkt. Ausleitungsmittel sollen die natürliche Entgiftungsfunktion der Leber fördern, die Harnbildung und Ausscheidung durch die Nieren unterstützen und den Lymphfluss anregen.

Eine wichtige Voraussetzung für erfolgreiches Entgiften ist, die verordneten Präparate regelmäßig und genau nach den Therapeutenvorgaben einzunehmen. Dazu sollten mindestens 2, besser 2,5 Liter stilles Wasser täglich getrunken werden. Während der Ausleitung ist eine ausgewogene und leberfreundliche Ernährung mit Lebensmitteln, die reich an Ballaststoffen sind und möglichst wenig (Frucht-)Zucker enthalten, wichtig. Bewegung an der frischen Luft tut gut, genauso wie Ölziehen und Leberwickel. Für die seelische Entgiftung sind Entspannungsverfahren das A und O. Hierzu finden Sie umfassende Anregungen und Anleitungen im Praxisteil (Seite 133).

Das können Sie tun

Die besten Detox-Diäten orientieren sich am klassischen Heilfasten, Intervallfasten oder Basenfasten.

- Lebensmittel pflanzlichen Ursprungs, die viel Flüssigkeit, Vitamine, Mineralstoffe und sekundäre Pflanzenstoffe enthalten, eignen sich zum Entgiften ideal. Unsere Top-Empfehlungen sind: Spargel, Tomaten, Kohlgemüse, Gurken, Pilze, Brokkoli, Knoblauch, Artischocken, Grünkohl, Melonen, Zitrusfrüchte, Ingwer, Kurkuma, Sellerie, Petersilie und Koriander.
- Noch einmal zur Erinnerung: Wasser spült Giftstoffe aus dem Körper, daher ist das Trinken von stillem Wasser, mindestens 2 Liter täglich, sehr wichtig. Versuchen Sie es gerne auch einmal mit »Infused Water«, das gerade sehr angesagt ist: Reines Wasser wird mit Minzblättern, Gurken-, Zitronen- oder Orangenscheiben aromatisiert, dadurch schmeckt es auch Menschen, die sonst nicht so gerne pures Wasser trinken.
- Wer auf Smoothies steht, kann in sein Entgiftungsprogramm große Mengen an Obst und Gemüse einbauen und diese zum leckeren Getränk mixen. Während Früchte beim Saft lediglich ausgepresst werden, bleiben beim Smoothie alle essbaren Teile in pürierter Form erhalten. Unser Tipp: selbst mixen, da viele Smoothies aus dem Supermarkt häufig Saft- oder Fruchtkonzentrat und Zucker enthalten.

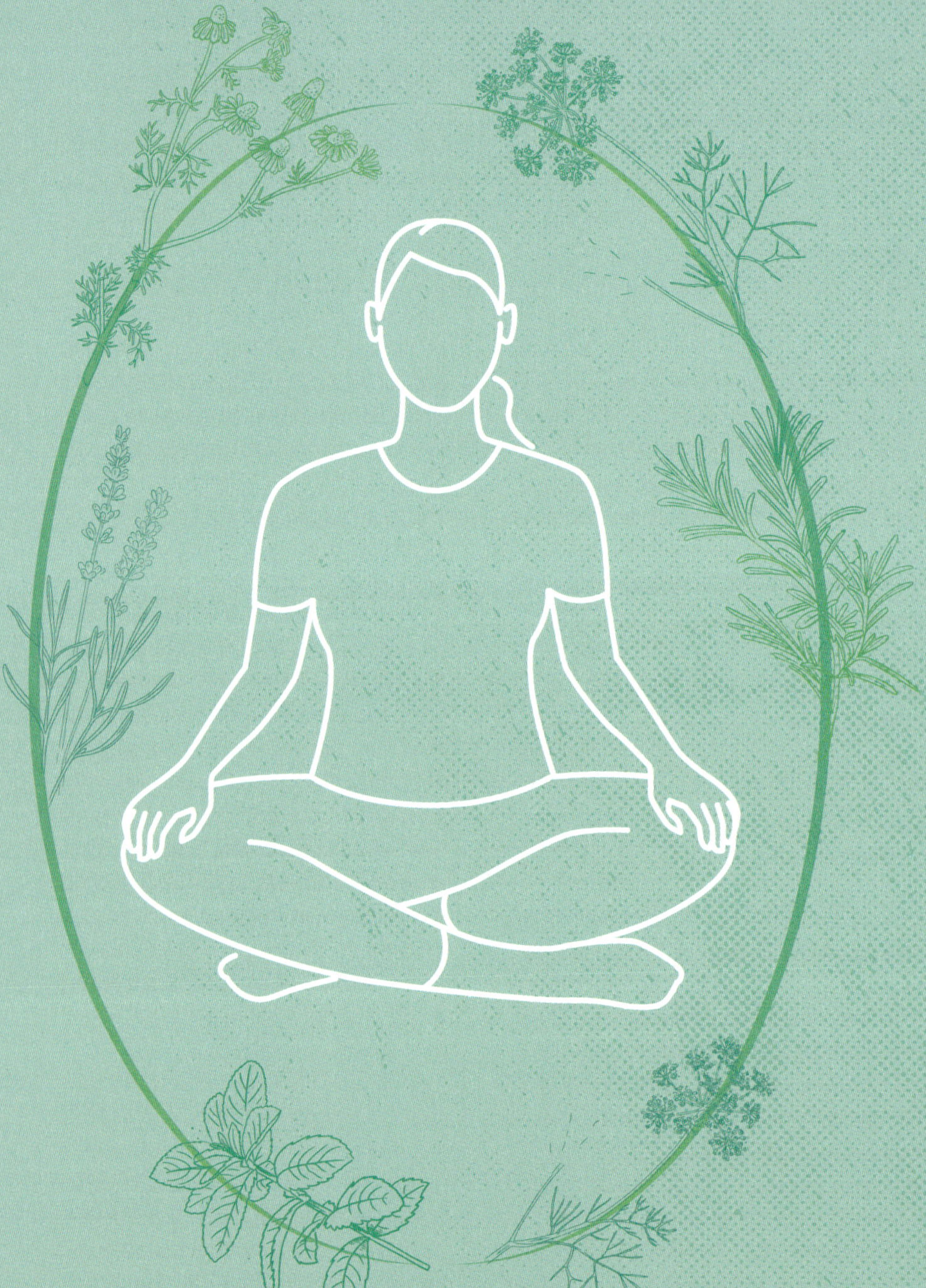

Praktische Tipps gegen Müdigkeit & Co.

Lust, loszulegen? Mit unseren praktischen Tipps aus Naturheilkunde, komplementären Verfahren und Mentaltechniken sind auch Sie bald auf dem Weg zu neuer Energie.

Mehr Energie durch Komplementärtherapien

Die Naturheilkunde und Komplementärmedizin hat gerade bei postviraler Müdigkeit viel zu bieten. Sie können aus einer Vielzahl von einfach umsetzbaren Maßnahmen wählen.

Hildegard von Bingen, Ayurveda, Schüßler-Salze, Homöopathie, Mykotherapie und Energiemedizin – all diese Therapien haben viel bei postviraler Erschöpfung zu bieten. Aber auch Anleitungen aus dem Coaching, der Hypnose, der Meditation, den klassischen Entspannungsverfahren und zur Lebensführung verhelfen Ihnen zu mehr Balance.

Hinweise und Tipps zum Praxis-Teil

Zu Beginn noch einige wichtige Punkte:

Das komplementäre Prinzip: Sie werden das Wort »komplementär« noch häufiger lesen. Damit möchten wir unterstreichen, dass die hier vorgestellten Methoden und naturheilkundlichen Richtungen »zur Ergänzung« dienen. Sie stellen keine Alternative zu Medikamenten, Fachtherapien, den Gang zum Arzt oder Heilpraktiker dar, sondern sollen Ihr Gesundheitsbewusstsein stärken und Ihnen Anreize bieten, um Ihr Wohlbefinden selbstaktiv zu verbessern.

Das Prinzip der langfristigen Entfaltung: Jeder Organismus funktioniert und reagiert anders, vor allem auf naturheilkundliche, feinstoffliche sowie geistige Verfahren. Daher spielt hier das Prinzip der langfristigen Entfaltung eine große Rolle. Das heißt, dass nicht immer mit unmittelbaren Veränderungen zu rechnen ist, sondern sich diese nach und nach einstellen. Wir beachten hier die ganzheitlichen Vorgänge aus Körper, Geist und Seele und wollen ihnen Zeit geben, in ihre volle Kraft zu finden.

Das Prinzip der Individualität: Nur Sie allein können einschätzen, was Ihnen guttut. Manchmal ist daher eine Such- und Experimentierphase notwendig, bis Sie Ihre optimalen komplementären Maßnahmen herausgefunden haben. Wir empfehlen Ihnen auch, sich Ihr ganz individuelles Programm zusammenzustellen. Wenn dies mehrere Ebenen berücksichtigt sowie Ihrem Typ und Tagesablauf entspricht, können Sie effizienter Fortschritte erzielen.

Neben- und Wechselwirkungen: Die meisten der hier vorgestellten naturheilkundlichen Verfahren sind frei von Neben- sowie Wechselwirkungen. Vor allem bei Ölen, pflanzlichen Präparaten, Ernährungstipps und Nahrungsergänzungsmitteln sollten Sie stets achtsam sein bezüglich Allergien, etwaiger Unverträglichkeiten und Wechselwirkungen mit eingenommenen Medikamenten. Halten Sie hier dringend Rücksprache.

Energie-Tipps: Am Ende der Kapitel finden Sie immer unsere Energie-Tipps, die noch ganz besondere praktische Empfehlungen für Sie bereithalten, quasi als Sahnehäubchen.

Unser Verständnis von Ganzheitlichkeit im Rahmen der praktischen Überlegungen bezieht möglichst alle Fachrichtungen ein, weshalb eine Kombination aus medizinischen, therapeutischen und komplementären Maßnahmen sehr zielführend sein kann. Deswegen raten wir Ihnen, bevor Sie mit den praktischen Kapiteln starten, unsere Hinweise im medizinischen Bereich zu beachten

Empfehlungen zu medizinischen Maßnahmen

Gesundheitscheck: Um langwierige oder sogar ernsthafte gesundheitliche Probleme ausschließen zu können, empfehlen wir Ihnen, im Vorfeld den Arzt Ihres Vertrauens aufzusuchen. Lassen Sie ein großes Blutbild machen und bitten Sie um die Untersuchung von Schilddrüsen-, Stress- und Geschlechtshormonen. Auch die Werte verschiedener Mineralstoffe (Magnesium, Kalium, Kalzium, Seelen, Zink) und Vitamine (B_{12}, D_3) können Aufschluss über die Ursache von Müdigkeit geben. Ebenso sollten sogenannte Entzündungsmarker wie die BSG (Blutsenkungsgeschwindigkeit), das CRP (C-reaktives Protein) und die Differenzierung der weißen Blutkörperchen untersucht werden. Auch auf Autoimmunmarker wie die Immunglobuline IgA, IgG und IgM sollten getestet werden und eine Bestimmung des Rheumafaktors sowie möglicher Autoantikörper wie z. B. CCP sollte erfolgen, ggf. auch Tumormarker. Bitte beachten Sie, dass manche Tests Selbstzahlerleistung sind.

Verschriebene Maßnahmen: Nutzen Sie zuerst die vom Arzt empfohlenen Maßnahmen, die mit den Krankenkassen abgerechnet werden. Die meisten naturheilkundlichen Möglichkeiten laufen nämlich auf eigene Kosten.

Weitere Abklärungen: Wir bitten Sie vorweg, stets gut in sich hineinzuhören und die Signale von Körper, Geist und Seele ernst zu nehmen. Unterdrücken Sie diese nicht bzw. warten Sie nicht unnötig lange, sondern holen Sie sich eine entsprechende therapeutische Unterstützung. Bei Depressionen, Burn-out, anderen psychischen Erkrankungen und ungeklärten Begleiterscheinungen der Müdigkeit sollte immer eine weiterführende Abklärung der Ist-Situation im Vordergrund stehen.

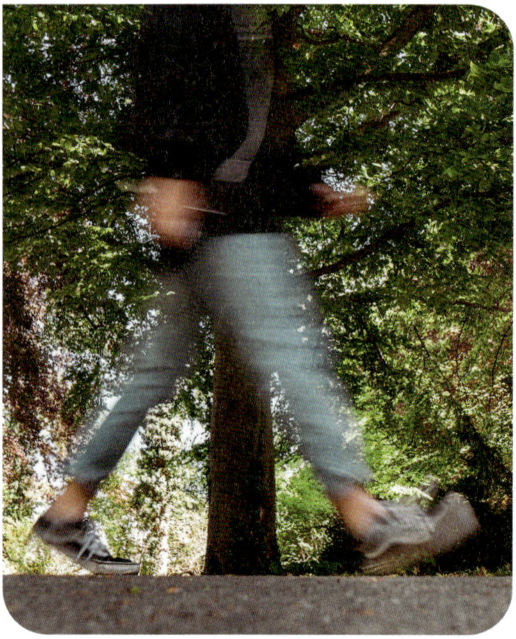

Was Sie sonst tun können

Die folgenden Faktoren mögen auf den ersten Blick banal und selbstverständlich erscheinen, sind aber unerlässliche Grundvoraussetzungen gegen Müdigkeit.

Ausreichende Sauerstoffzufuhr und Bewegung: Das menschliche Gehirn, Blut und Organe benötigen eine entsprechende Sauerstoffversorgung, um leistungsfähig zu sein. Lüften Sie regelmäßig, gehen Sie an die frische Luft und bewegen Sie sich!

Weniger geistige Ermüdung: Finden Sie heraus, was Sie geistig Kraft kostet und ermüdet. Reduzieren Sie diese Dinge, soweit es geht.

Vermeiden von ermüdenden Lebensmitteln: Zu viel Fett und einfache Kohlenhydrate ermüden den Körper. Beachten Sie Ihre Ernährungsgewohnheiten und wann Sie was essen.

Regulationstherapie nach Kneipp

Mit ihren fünf Säulen stellt die Kneipp-Therapie Ihr Wohlbefinden wieder auf ein breites Fundament und bietet dabei wesentlich mehr als nur Wasseranwendungen.

Die Wasseranwendungen nach Pfarrer Sebastian Kneipp (1821–1897) sind fast jedem bekannt. Dass seine Medizin und Philosophie auf bedeutend breiteren Beinen aufgestellt ist, weniger. Mit seinem umfangreichen Wissen über die Entstehung von Gesundheit und Krankheit liefert Pfarrer Kneipp auch mehr als 100 Jahre nach seinem Tod brandaktuelle Überlegungen für ganzheitliches Wohlbefinden, vor allem bei postviraler Müdigkeit. Seine Lehre besteht aus den fünf Säulen Ordnung, Wasser, Bewegung, Ernährung und Kräuterlehre.

Säule 1: Ordnung

Dieses Element der Kneipp-Philosophie und -Medizin bildet die Basis für alle anderen Säulen. Pfarrer Kneipp war der Ansicht, dass die Lebensführung und damit die innere Ordnung des Menschen maßgeblich für sein Wohlbefinden seien. Ein natürlicher Wechsel zwischen Aktivität und Regeneration sah er als vordergründig an und war überzeugt, dass körperliche Erkrankungen ihren Ursprung in einem seelischen Ungleichgewicht hätten. Daher rät Sebastian Kneipp dazu, das rechte Maß zwischen Anforderungen und Leistbarkeit (Grenzen der eigenen Ressourcen) zu finden und sich abseits der Arbeit einen Lebenssinn zu definieren, z. B. mit einem neuen Hobby.

Die anderen Säulen Wasser, Bewegung, Ernährung und Heilpflanzen tragen laut Kneipp das Ihre dazu bei, Körper, Geist und Seele in Einklang zu bringen und sich leichter zu entspannen. Struktur, bewusster Ausgleich, Entspannung, das Hören und Verstehen der Körpersignale sind zentrale Punkte dieser Säule der Kneipp-Therapie. Sie werden im weiteren Verlauf des praktischen Teils viele Inspirationen aus unterschiedlichsten Themenbereichen zur Säule Ordnung finden (u. a. im Kapitel »Entspannungsmethoden«, Seite 133).

Säule 2: Wasser

Hierbei handelt es sich um die bekannteste Säule von Pfarrer Kneipp. Sie ist auch die, die man am meisten mit ihm in Verbindung bringt. Es existieren verschiedene Möglichkeiten der Wassertherapie, weshalb Sie für sich entscheiden sollten, welche Ihrem Körper am meisten entspricht und sich am einfachsten in den Alltag integrieren lässt.

Reizregulation mit verschiedenen Stärkegraden

Wasseranwendungen jeglicher Form führen zu Reizreaktionen des Körpers. Kaltes Wasser bewirkt eine Abwehrreaktion durch Zusammenziehen der Gefäße. Kalte und warme Reize bedingen zunächst ein Verengen der kleinen Kapillargefäße, anschließend folgt eine Phase der besseren Durchblutung, Wiedererwärmung und Hautrötung. Nach der Anwendung sollte das Wasser nur abgestrichen oder abgetupft werden, um den Temperaturreiz noch zu verlängern. Bewegung, Zudecken oder das Überziehen eines Bademantels unterstützen anschließend die Wärmeproduktion des Körpers.

Vor allem bei Kneipp-Kuren wird darauf geachtet, die Anwendungen nach ansteigender Reizintensität auszuwählen, damit sich der Körper daran gewöhnt und die zunehmende Stärke des Reizes besser ausgleichen kann. Zu kleine Reize wirken schwächend, und übermäßige schadend. Kleine Reize fördern die Lebenskraft, wohldosierte mittelstarke bringen Stabilität und Abhärtung.

Reizstärke 1 (schwache Reize)

- Teilwaschungen (Ober- und Unterkörper)
- Trockenbürsten (Körperteile)
- Teilbäder (Arm-, Fuß- und Sitzbäder)
- Wechselteilbäder (Arm- und Fußbäder)
- kleine Güsse (Knie- und Armgüsse)

Reizstärke 2 (mittlere Reize)

- Ganzkörperwaschungen
- Trockenbürsten (ganzer Körper)
- Wassertreten
- Halbbäder kalt oder warm
- Wechselgüsse (Knie-, Schenkel-, Arm-, Brust- und Rückengüsse)

Reizstärke 3 (starke Reize)

- kalte Güsse (Bein-, Rücken-, Oberkörper- und Vollgüsse)
- Dreiviertel- und Vollbäder
- Wechselsitzbäder

- größere Wickel (Lenden-, Kurz-, Brust- und Ganzwickel)
- Leibauflagen

Tipps zur Eigenanwendung

Viele der Wassermaßnahmen und -anwendungen sollten kurmäßig und unter Anleitung von Fachpersonal erfolgen. Es gibt aber auch einfache Möglichkeiten für zu Hause:

Kaltes Armbad: Sie benötigen dafür eine Armbadwanne, ein Waschbecken oder einen Brunnentrog. Füllen Sie das Gefäß so weit mit kaltem Wasser (12–18 °C), dass Sie problemlos beide Arme bis zur Mitte der Oberarme ins Gefäß tauchen können. Bleiben Sie so lange in dieser Position (etwa 30 Sekunden), bis Sie eine Kälte wahrnehmen. Tupfen Sie das Wasser anschließend ab. Schwingen Sie die Arme dann abwechselnd, damit sich wieder ein Wärmegefühl entwickeln kann. Führen Sie das kalte Armbad am besten frühmorgens aus, beachten Sie jedoch, dass Sie bei der Anwendung keine kalten Hände haben, sondern sie zuvor erwärmen. Diese Form der Wasseranwendung wirkt erfrischend, aktivierend und bringt Schwung für den Tag.

Gesichtsguss: Beugen Sie sich hierfür über eine Bade- oder Duschwanne. Wählen Sie eine Temperatur zwischen 12 und 18 °C und eine angenehme Druckintensität für das Wasser. Lassen Sie den Wasserstrahl kurze Zeit an einer Schläfenseite strömen, bewegen Sie dann den Strahl über Ihre Stirn auf die andere Seite und wieder zurück. Von dort aus bewegen Sie den Wasserstrahl einige Male senkrecht von oben nach unten über Ihre Gesichtshälfte, bevor Sie die Seite wechseln. Abschließend können Sie noch einige kreisende Bewegungen über Ihr ganzes Gesicht ausführen. Streichen Sie danach das Wasser nur sanft mit den Händen ab oder tupfen Sie Ihr Gesicht ganz leicht ab. Atmen Sie während des Gusses durch die Nase ruhig ein und aus. Diese Methode strafft und durchblutet nicht nur optimal Ihre Gesichtshaut, sondern bringt geistige Erfrischung und löst Augenmüdigkeit.

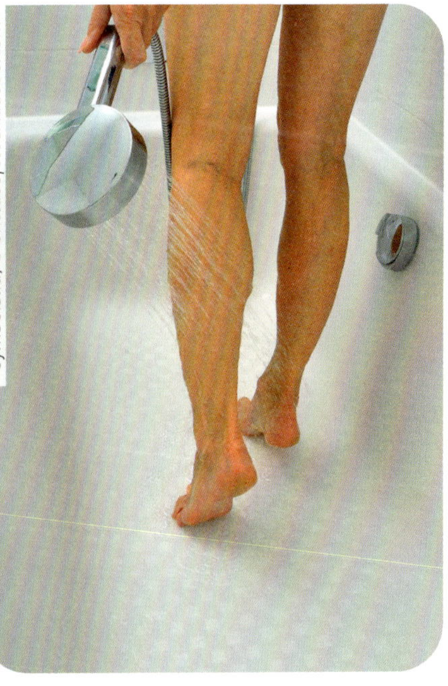

Symbolbild; © britta60/stock.adobe.com

Wassertreten: In zahlreichen Gesundheitszentren, Thermen und Naturanlagen finden sich Kneipp-Becken zum Wassertreten, schließlich gilt diese Art der Wassertherapie als Inbegriff des Kneippens. Sie können es auch ganz einfach zu Hause durchführen: Füllen Sie dazu einen Eimer mit kaltem Wasser (unter 18 °C, besser 12–15 °C) so weit, dass es bis zu Ihren Waden reicht. Legen Sie sich ein Handtuch daneben und beginnen Sie dann, 30–60 Sekunden im Eimer auf der Stelle zu treten. Ziehen Sie dabei bei jedem Schritt ein Bein komplett aus dem Wasser, wie ein Storch. Am besten führen Sie das Wassertreten regelmäßig durch. Für Wechselbäder können Sie einen Eimer mit kaltem und einen mit warmem Wasser (34–36 °C) füllen und sich ca. 15–30 Sekunden abwechselnd in den einen, dann in den anderen Eimer stellen.

Durch die regelmäßige Anwendung stärken Sie Kreislauf, Blutgefäße, Immunsystem und werden körperlich sowie geistig frischer.

> *»Bei Gesunden bezwecken kalte Fußbäder Auffrischung und Kräftigung. Sie ziehen Müdigkeit aus, bringen Ruhe und guten Schlaf.«*
>
> *Pfarrer Kneipp*

Abschließende Hinweise

Grundwärme: Wasseranwendungen sollten nie auf kalter Haut oder einem ausgekühlten Körper erfolgen. Wärmen Sie sich und Ihre Haut zuvor durch Bewegen auf.

Wohlbefinden: Sorgen Sie dafür, dass Sie sich auch nach der Wasseranwendung gut fühlen. Nach 20–30 Minuten sollte Ihnen wieder warm sein, decken Sie sich deshalb zu oder ziehen Sie warme Kleidung oder einen Bademantel an.

Zeitfenster: Manche Verfahren sollten mehrmals täglich durchgeführt werden. Lassen Sie dazwischen mindestens 1–2 Stunden verstreichen.

Säule 3: Bewegung

Sebastian Kneipp sah zielgerichtete, regelmäßige und individuell abgestimmte Bewegung als einen essenziellen Baustein für ganzheitliches Wohlbefinden an. Hinsichtlich der postviralen Müdigkeit hat dies eine besondere Bedeutung, da es Betroffenen am inneren Antrieb aufgrund der Müdigkeit fehlt oder sie sich nur schwer zu irgendwelchen Aktivitäten überwinden können. Die Bewegungstherapie nach Kneipp empfiehlt sowohl aktive als auch passive Formen der körperlichen Betätigung. Zu letzteren zählen beispielsweise Massagen.

Es soll dabei nicht um ein Training im herkömmlichen Sinne gehen, sondern darum, den Körper langsam durch Ausdauertraining aufzubauen – am besten an der frischen Luft. Die Bewegungstherapie kann auch wunderbar mit der Wassertherapie verbunden werden. Ziele dieser Säule sind körperliche Fitness, Ankurbeln des Stoffwechsels, Stärkung von Herz-Kreislauf- und Immunsystem.

Welche Formen der Bewegung eignen sich bei postviraler Müdigkeit?

- flottes Spazieren oder kurze Wanderungen mit gutem Schuhwerk
- Radfahren mit mittlerer Anstrengung
- Schwimmen, vor allem Kombinationen aus Brust- und Rückenschwimmen
- Nordic Walking durch die Beanspruchung vieler Muskelgruppen
- Langlaufen
- Ballsportarten wie Tischtennis, Golf und Tennis
- Barfußgehen (vor allem morgens im Tau, 15–20 Minuten)
- individualisierte Gymnastik

Was können Sie konkret im Alltag tun?

Sitzgymnastik: Selbst, wenn Sie eine sitzende Tätigkeit ausüben, können Sie viele Übungen in dieser Position ausüben.

Bewegte Pausen: Nutzen Sie Mittagspausen oder Telefonate für kurze körperliche Betätigung, und wenn es nur 15 Minuten sind.

Verdauungsspaziergänge: Nach den Mahlzeiten sind viele Menschen müde. Gönnen Sie sich eine kleine Bewegungseinheit zur Verdauungsförderung.

Fit in den Tag: Suchen Sie sich drei Übungen aus, die Sie morgens in Ihren Tagesablauf einbinden, so starten Sie frisch in den Tag.

Kopf frei: Wenn Sie das Gefühl bekommen, dass Ihr Kopf vor lauter Input gleich platzt, machen Sie eine Pause von dem, was Sie gerade tun, setzen Sie sich ein kurzes Zeitfenster und gehen Sie nach draußen, um zu laufen, zu walken oder eine kurze Yoga-Einheit zu machen.

Säule 4: Ernährung

»Es erscheint von größter Wichtigkeit, dass der Leib, diese wunderbarste aller Wohnungen, aus dem besten Material aufgebaut werde.«

Pfarrer Kneipp

Dieses Zitat zeigt, wie herausragend die Ernährung in der Kneipp-Therapie ist. Dabei geht es weniger darum, bestimmte Nahrungsmittel nicht essen zu dürfen, sondern vielmehr um Ausgewogenheit und Frische. Bereits vor 150 Jahren war Sebastian Kneipp davon überzeugt, dass Fehlernährung maßgeblich an der Krankheitsentstehung beteiligt ist: Wir essen entweder zu viel, zu spät, zu schnell oder zu zuckerlastig.

Dementsprechend kann der Stoffwechsel erschwert werden, der Darm und das Verdauungssystem verlangsamen sich, Ablagerungen in den Blutgefäßen werden gefördert und der Energiehaushalt gerät aus den Fugen, weil er nicht die Nährstoffe erhält, die er braucht. Im Kapitel Mikronährstoffe (Seite 81) finden Sie wertvolle Empfehlungen für die Einnahme bei postviraler Müdigkeit.

Wird zu viel oder zu schnell gegessen, entstehen unangenehme Gärprozesse im Verdauungstrakt, die Völlegefühl, Entzündungen und Unwohlsein fördern. Farb-, Zusatz- und Konservierungsstoffe, künstliche Aromen sowie sonstige Geschmacksverstärker verfälschen die Nahrungsaufnahme und unterstützen das Hungergefühl. Das war zwar zu Lebzeiten von Pfarrer Kneipp nicht in diesem Ausmaß wie heute Thema, ist aber heute aktueller denn je.

Grundsätze der Ernährungstherapie nach Kneipp

Das rechte Maß: Achten Sie auf eine gute Mischung zwischen Fleisch, vegetarischen Produkten, Rohkost und Gekochtem. Pfarrer Kneipp favorisierte Vollkorn- und Haferprodukte. Eiweiße und Fette sollten nur in Maßen konsumiert werden. Beenden Sie die Mahlzeit, sobald sich das erste Sättigungsgefühl bemerkbar macht. Je bewusster Sie essen, desto besser.

Tagesrhythmus: Mahlzeiten sollten regelmäßig und achtsam genossen werden. Dabei darf das Frühstück auch ausgiebiger sein, sofern Sie das vertragen, das Mittagessen ausgewogen und das Abendessen eher früh und leicht. Wichtig sind hier aber Essenspausen, in denen auch nicht gesnackt wird.

Reinheit: Die Trinkmenge ist bei der Kneipp-Medizin wichtig, jedoch individuell abgestimmt. Am besten ist es, reines Wasser zu trinken, wobei Sebastian Kneipp gelegentlich auch Wein (Arzneikräuterweine zur Stärkung) oder Bier nicht ablehnt. Kräutertees sind ebenso möglich (Säule 5, Seite 63). Das Trinken sollte zwischen den Mahlzeiten aufgeteilt werden und nicht zum Essen erfolgen, da dies nach Kneipp die Verdauungssäfte zu sehr verdünnt.

Regionalität und Frische: Idealerweise sind selbst angebaute oder regionale Lebensmittel den Fertigprodukten oder weit transportierten Nahrungsmitteln vorzuziehen. Erntefrische Zubereitung stellt dem Körper die Nährstoffe zur Verfügung, die durch Lagerung oder Haltbarmachung verloren gehen.

Gesundheitsbewusstsein: Für Kneipp war die Eigenzubereitung maßgeblich, da so mehr Verständnis für die Nahrung und die Bedürfnisse entstehen würde.

Richtiges Kauen: Beim Essen sollten wir uns Zeit lassen, es genießen und uns auf die Geschmacksausprägungen konzentrieren. Das richtige und langsame Kauen dient der Verdauung und fördert die Verstoffwechselung.

Körperorientierte und individuell abgestimmte Ernährung: Lassen Sie sich von den Reaktionen des Körpers leiten, welche Lebensmittel Ihnen am meisten bekommen. Bedenken Sie bei der Auswahl Ihren Kalorienbedarf und den -verbrauch, das Bewegungsausmaß, die Art der Arbeit und Ihre Konstitution.

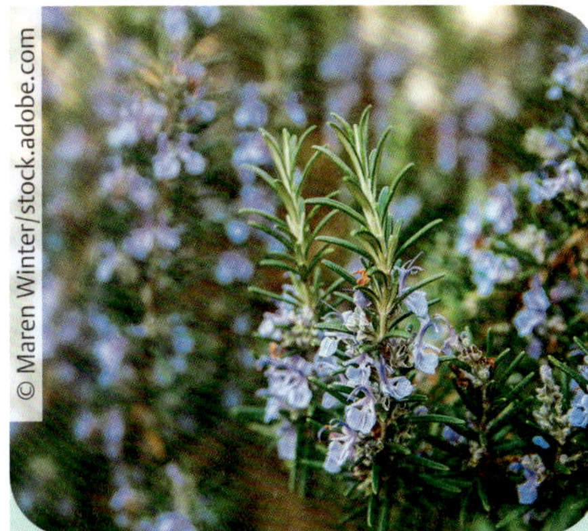

Energie-Tipp

Finden Sie für sich selbst wieder Stabilität, indem Sie mindestens drei Kneipp-Säulen regelmäßig in Ihr Leben integrieren.

Säule 5: Phytotherapie

Da wir diesen Aspekt ausführlich in den Kapiteln »Empfehlungen der Hildegard von Bingen« (Seite 69) und »Aus der Welt der Pflanzen und Kräuter« (Seite 74) beschreiben und Sie dazu viele Tipps finden, werden wir im Rahmen der Kneipp-Therapie nicht genauer auf spezielle Kräuter und Heilpflanzen eingehen. Bei Müdigkeit und Erschöpfung empfiehlt Sebastian Kneipp vor allem Rosmarin (stärkend), Brennnessel (reinigend), Tausendgüldenkraut (aufgrund seiner Bitterstoffe und der magensaftanregenden Wirkung), Salbei (vielseitiger Einsatz während und nach Infektionen, zur Kräftigung des Nervensystems) sowie Holunder (krankheitsvorbeugend, kräftigend). Die meisten dieser Pflanzen können Sie in Form von Tees zu sich nehmen. Im Handel und in Apotheken finden Sie außerdem viele wohltuende pflanzliche Mittel nach Pfarrer Kneipp, die Sie bei (postviraler) Müdigkeit unterstützen können.

Wissensschatz Ayurveda

Ayurveda hat seine ganz eigene Sichtweise auf die Ursachen postviraler Müdigkeit. Entdecken Sie leckere Rezepte, die Ihren Körper wieder in Schwung bringen.

Ayurveda zählt zu den ältesten und komplexesten Wissens- und Erfahrungslehren hinsichtlich Gesundheit, Krankheit und Genesung. Seine Wurzel bildet die um 400 v. Chr. von Kapila, einem indischen Rishi (Weisen), erstmals niedergeschriebene indische Samkhya-Philosophie der Schöpfung, die bereits Jahrhunderte vorher mündlich weitergegeben wurde. Ihre ganzheitliche Gesundheitsbedeutung ist vergleichbar mit der Traditionellen Chinesischen Medizin (TCM) und kann medizinische Verfahren hervorragend ergänzen.

Individuell angepasste Ernährung, unterstützende Präparate mit Heilpflanzen und Mineralien, Reinigungstechniken zum Abbau von »Ama« (Schlacken im energetischen Sinn) sowie Meditation, Yoga und Atemtechniken sind wichtige Elemente des Ayurveda. Wir möchten uns in diesem Zusammenhang auf die Ernährung und die Hintergründe der Entstehung von Müdigkeit aus Sicht des Ayurveda fokussieren.

Ursachen für Müdigkeit

Die ayurvedische Gesundheitslehre bezieht in ihrer ganzheitlichen Betrachtung von Müdigkeit sowohl den Stoffwechsel mit den Konstitutionstypen, also den Doshas, als auch das Vorliegen von Ama und das Verdauungsfeuer Agni mit ein.

Ama

Ama bedeutet übersetzt »unreif« und meint unverdaute Stoffwechselendprodukte. Ama wird als äußerst krank machend verstanden und kann sich auf alle Körpervorgänge auswirken. Seine Grundkonsistenz ist klebrig, weshalb sich Ama gerne mit anderen Stoffen vereint und Funktionsstörungen bedingt. Es bildet sich durch ein vermindertes Verdauungsfeuer (mandagni). Folgen können Müdigkeit, allgemeine Schwäche, Trägheit und Konzentrationsstörungen sein.

Wie lässt sich Ama abbauen? Das therapeutische Konzept hierfür heißt ama-pacana, was »Ama verkochen« bedeutet. Dabei werden leicht verdauliche, wärmende Nahrungsmittel und scharfe Kräuter genutzt, wie Trikatu, eine Mischung aus schwarzem und Langem Pfeffer sowie Ingwer. Entsprechende Empfehlungen oder Abstimmungen hinsichtlich einer Panchakarma-Kur zur Beseitigung von Ama sollte in jedem Fall durch Ayurveda-Experten erfolgen.

Schwaches Agni

Agni, das Verdauungsfeuer, meint sowohl die Energiegewinnung jeder Zelle als auch die Stoffwechselprozesse im Darm. Ist die Kraft des Agni gering, fühlen Sie sich kraftlos und müde. Neben der Ernährung können der Lebensstil und Einflüsse von außen das Verdauungsfeuer langfristig schwächen.

Wie lässt sich das Verdauungsfeuer ankurbeln?

- Verzicht: Meiden Sie, soweit möglich, kalte Speisen und Getränke sowie Fast Food oder Fertigprodukte. Kühlend können Kokosprodukte wirken.
- Gewürze als Booster: Gönnen Sie sich tagsüber einen warmen Gewürztee. Ingwer, Kardamom, Zimt, Koriander, Nelken und Kreuzkümmel können Ihre Rezepte bereichern und Agni stärken.
- Ernährungsrhythmen: Verzichten Sie darauf, mit gefülltem Magen schlafen zu gehen. Agni kann sonst seine natürliche Aufgabe nicht verrichten.

Starkes Vata

Gemeinsam mit Pitta und Kapha ist Vata eines der Doshas (Konstitutionstypen) im Ayurveda. Es ist die Grundlage der anderen Doshas, besteht aus Luft und Raum, steht in Verbindung mit Nerven, Gehirn, Herz, Atem und allen Körperbewegungen. Steigt Vata durch Stress, belastende Emotionen etc., kann dies Erschöpfung, Überbeweglichkeit, Depressionen, Ängste und Gedankenkreisen fördern.

Wie können Sie Vata drosseln?

- Einhalten von Rhythmen: Sorgen Sie für regelmäßige Mahlzeiten (optimal drei) und erarbeiten Sie einen für sich angenehmen Tagesrhythmus. Als Bettgehzeit wäre vor 22 Uhr ideal, vor 6 Uhr für das Aufstehen.
- Das rechte Maß: Beachten Sie die benötigten Ruhephasen Ihres Körpers und

sorgen Sie in allem, was Sie tun, für Ruhe und Ausgleich.

- Ernährung: Nutzen Sie süße, salzige, saure und ölige Lebensmittel. Streichen Sie kalte, bittere und zusammenziehende Lebensmittel wie Koriander, Linsen, Erbsen und Kurkuma.
- Verzicht: Meiden Sie Wind und Kälte. Gönnen Sie sich warme Ölmassagen, Saunabesuche oder sonstige warme Anwendungen.

Rezepte für mehr Energie

Die ayurvedische Küche bietet unzählige Rezepte. Wir stellen Ihnen im Folgenden drei charakteristische für jeden Geschmack und verschiedene Gelegenheiten vor.

Energie-Tipp

Stärken Sie Ihr Verdauungsfeuer, bauen Sie Ama ab und senken Sie die Vata-Energie. Ayurveda bietet hier weitreichende Möglichkeiten für Körper, Geist und Seele. Die Ernährung stellt dabei einen Weg dar: Sie können hierbei bereits viel tun, wenn Sie ayurvedische Gewürze nutzen, den Linsenaufstrich (Seite 68) regelmäßig zubereiten und auf einige Tage verteilt essen sowie ab und zu den Power-Drink (rechts) und das Kitchari (Seite 67) genießen.

Power-Drink

» Im Ayurveda nehmen Getränke als Nahrung eine besondere Bedeutung ein und können, versehen mit entsprechenden Gewürzen, Früchten und Nüssen, vor allem morgens einen Energieschub geben. Die Menge der Zutaten können Sie nach Bedarf und Vorlieben wählen.

Für 1 Portion
5 Minuten (ohne Einweichen)

Mandeln, geschält • Pistazien • Cashewnüsse • Datteln • Rosinen • Pflanzendrink (z. B. Hafer-, Mandel-, Reis- oder Soja-Drink) • Rosenwasser • Kardamompulver • Safran oder Fenchelsamen

- Weichen Sie die Nüsse und getrockneten Früchte über Nacht in Wasser oder Pflanzendrink ein.
- Geben Sie am nächsten Morgen Rosenwasser, Kardamom und Safran oder Fenchelsamen dazu.
- Mixen Sie alles in einem Hochleistungsmixer oder mit einem Pürierstab und ergänzen Sie je nach Bedarf Pflanzendrink für eine flüssigere Konsistenz.

Kitchari

» Bei diesem Eintopf aus Linsen, Reis und Gemüse handelt es sich um ein bekanntes ayurvedisches Gericht, dem entgiftende und anregende Wirkungen nachgesagt werden. Es kann zu jeder Tageszeit verzehrt werden und bringt alle Doshas in Balance. Die Besonderheit liegt vor allem in der Nährstoffabstimmung: ⅓ Kohlenhydrate (Reis oder anderes Getreide), ⅓ Gemüse, ¼ Eiweiß (Linsen oder andere Hülsenfrüchte) und ein wenig Fett (Ghee oder Kokosöl).

Für 1 Portion

45 Minuten

- 3 EL Mung Dal oder gewaschene rote Linsen
- 1 kleine Zimtstange
- 3 EL gewaschener Basmati-Reis
- 1 Handvoll Gemüse, klein geschnitten (z. B. Karotten, Paprika, Süßkartoffeln)
- Zitronensaft, nach Geschmack
- Steinsalz, nach Geschmack
- Pfeffer, nach Geschmack
- frische Kräuter, gehackt (z. B. Koriander, Petersilie, Schnittlauch)

Für die Masala-Gewürzmischung

- 1 EL Ghee
- ½ TL Kreuzkümmelsamen
- 1 Prise Asafoetida
- je ½ TL Kurkuma- und Korianderpulver
- 1 TL geriebener Ingwer

● Die Linsen in einem 3 cm hoch mit Wasser gefüllten Topf kochen und die Zimtstange dazugeben. Lassen Sie dies 10 Minuten köcheln und schöpfen Sie den grauen Schaum, der sich beim Kochen bildet, immer wieder ab.

● Geben Sie dann den Reis und das Gemüse hinzu und lassen Sie alles 15 Minuten köcheln. Rühren Sie stets gut um und gießen Sie bei Bedarf Wasser nach.

● Erhitzen Sie in einem Topf das Ghee für die Gewürzmischung und fügen Sie die Kreuzkümmelsamen hinzu. Rösten Sie diese 1 Minute an (bis sie etwas dunkler werden). Geben Sie die restlichen Gewürze bis auf den Ingwer hinzu und rösten Sie kurz weiter. Am Schluss den Ingwer kurz mitbraten. Die fertige Mischung geben Sie sofort in den Eintopf und lassen alles aufkochen.

● Verfeinern Sie das Kitchari nach Belieben mit Zitronensaft, Steinsalz und Pfeffer und streuen Sie die gehackten Kräuter über das Gericht.

Linsenaufstrich

» Für zwischendurch, Pausenzeiten oder den Feierabend braucht es nicht viel, um über die Nahrung bewusste Energieimpulse zu setzen. Wie einfach dies geschehen kann, zeigt das folgende Rezept für einen Linsenaufstrich.

Für 6–8 Portionen
⏲ 45 Minuten

- 200 g rote Linsen (waschen und über Nacht einweichen)
- 1 Zwiebel
- 2 El Ghee oder Olivenöl
- 1 Prise Asafoetida oder Knoblauchpulver
- jeweils ½ TL Kreuzkümmel, Koriander und Kurkuma, alle gemahlen
- 1 Prise Zucker
- 400 ml Gemüsebrühe
- 1 Bund frische Kräuter nach Wahl
- 2 EL Zitronensaft
- 1 Prise Steinsalz und Pfeffer nach Belieben

● Spülen Sie die Linsen und lassen Sie sie gut abtropfen. Schälen und würfeln Sie anschließend die Zwiebeln.

● Erhitzen Sie das Ghee oder das Öl in einer Pfanne und rösten Sie darin Asafoetida, Kreuzkümmel, Koriander, Kurkuma und Zucker. Fügen Sie nun die Zwiebelwürfel bei, um sie glasig anzuschwitzen.

● Geben Sie die Linsen dazu und kochen Sie diese bei niedriger Hitze mit. Löschen Sie dann mit Gemüsebrühe ab und lassen Sie alles 20 Minuten köcheln.

● Waschen Sie währenddessen die Kräuter, lassen Sie sie kurz trocknen und hacken Sie sie dann fein.

● Pürieren Sie die Linsen im Topf und würzen Sie sie mit Zitronensaft, Salz und Pfeffer, bevor Sie die Kräuter unterheben.

● Lassen Sie den Aufstrich im Kühlschrank kalt werden und genießen Sie ihn zu Brot oder Toast.

Empfehlungen der Hildegard von Bingen

Gesundheitsempfehlungen der Hildegard von Bingen bieten viele einfache Hausmittel und natürliche Rezepte, die Sie von Grund auf kräftigen können.

Die deutsche Benediktiner-Äbtissin Hildegard von Bingen (1098–1179) gilt nicht umsonst als eine der bedeutendsten Universalgelehrten ihrer Zeit. 2012 wurde sie vom Papst heiliggesprochen und zur Doktorin der Weltkirche erklärt (»doctora ecclesiastica universalis«). Hildegard von Bingen überlieferte uns einen Wissensschatz von über 2000 Naturheilmitteln zu verschiedensten Beschwerden, so auch zu Müdigkeit und Erschöpfung. Daher wollen wir ihre Empfehlungen für Pulver, Gewürze, Heilmittel, Tees, Elixiere und Bäder näher betrachten.

Pulvermischungen

Bei Müdigkeit und Erschöpfung empfiehlt Hildegard von Bingen zahlreiche verschiedene Pulvermischungen, abhängig vom jeweiligen Indikationsgebiet. Einige wichtige stellen wir Ihnen hier vor:

Fenchelmischpulver – Pulvis Foeniculi cp.: Dieses zählt zu den bedeutendsten Universalmitteln der Hildegard von Bingen für gesunde und kranke Menschen. Neben einer Entsäuerung verbessert es die Durchblutung, stärkt das Herz-Kreislauf-System und dient als Prävention vor Herzinfarkt und Arteriosklerose. Ebenso unterstützt das Fenchelmischpulver bei Infektionen und danach in der Genesung. Ganzheitlich gesehen hat es eine große Bedeutung bei damit zusammenhängender Müdigkeit.

Galgantwurzelpulver – Pulvis radix galangae: Galgant gilt als eines der bekanntesten Hildegard-Mittel überhaupt.

Fenchelmischpulver – Zubereitung und Einnahme

Einfach 16 g Fenchelsamenpulver, 8 g Galgantwurzelpulver, 4 g Diptamkrautpulver und 2 g Habichtskrautpulver gut mischen. Zwei bis drei Messerspitzen der Mischung werden 30 Minuten vor dem Essen in einem Likörglas Rotwein eingenommen. Die Mischung gibt es auch fertig im Handel zu kaufen.

Sein Pulver unterstützt bei Virusinfektionen, Müdigkeit, Schwäche, Herzbeschwerden aller Art sowie Wirbelsäulen- und Rückenbeschwerden und sollte dreimal täglich statt Pfeffer als Würzung Einsatz finden. Weitere Produkte sind Galgant-Honig und -Tabletten. Galgant-Honig wird hergestellt, indem Honig erwärmt und mit dem Galgant-Pulver gemischt wird. Er ist vor allem bei Magenbeschwerden hilfreich. Die Tabletten sind auch im Handel erhältlich. Dreimal täglich sollten Sie eine davon nach den Mahlzeiten auf der Zunge zergehen lassen.

Iriswurzelmischpulver – Pulvis Rhizoma Iridis com.: Es wird auch als Nervenwurzelpulver bezeichnet und kann bei Erschöpfungssyndromen sowie psychischen Erkrankungen genutzt werden. Ein Teelöffel der im Handel erhältlichen Mischung sollte jeden Tag in Joghurt oder Müsli gestreut werden.

Für die Eigenzubereitung werden folgende Pulver gemischt: 10 g Iriswurzel, 10 g Breitwegerichwurzel, 60 g Galgantwurzel und 30 g Muskat.

Rettichmischpulver – Herba Raphani pulvis cp.: Bei Kraftlosigkeit, vor allem nach Krankheiten, bei Nervenschwäche und Erschöpfung ist dieses Mischpulver ratsam. Das fertige Produkt erhalten Sie im Handel. Davon sollte maximal 4 Wochen lang einmal täglich 1 Teelöffel auf einem Stück Brot gegessen werden.

Für die Mischung werden Rettichblätter- und Flohsamenpulver zu 100 g Rettichmischpulver verrührt und mit einer Messerspitze Steinsalz ergänzt.

Gewürze und Heilmittel

Hildegard von Bingen rät bei verschiedenen Beschwerden zu bestimmten Gewürzen und effektiven Heilmitteln.

Kubebenpfeffer – Fructus Piperi cubebae: Kubebenpfefferkörner gelten als Gehirnfunktionsmittel und können ein Mittel der Wahl gegen chronische Müdigkeit, Nervenbeschwerden und traurige Phasen sein (als Ergänzung).

Vier bis acht ganze Kubebenpfefferkörner sollten über den Tag verteilt, vor allem nach den Mahlzeiten, bis zur Besserung gekaut werden.

Muskat-Zimtkekse – Trochisci Myristicae cp.: Die Energie- und Nervenkekse enthalten Muskatnusspulver, Zimt, Nelken, Dinkelmehl, Kokosnussbutter, Rohrzucker, gemahlene Mandeln, Eier und Gewürzplätzchenpulver nach Hildegard von Bingen. Sie erhalten die Kekse auch fertig im Handel. Anwendungsgebiete sind generelle Beschwerden des Nervensystems (Erschöpfung, Konzentrationsschwäche, Leistungsminderung, geistige Müdigkeit). Die Kekse sollen daher die Leistung der Sinne und des Gehirns fördern und Ruhe bringen. Die Kekse sind nicht als Süßigkeitenersatz gedacht, sondern als Heilmittel zu sehen.

Erwachsene sollten über den Tag verteilt über einen längeren Zeitraum 3–5 Kekse zu sich nehmen. Bei akuten Beschwerden können sie auch stündlich verzehrt werden.

Tees und Elixiere

Die Elixiere und Teemischungen der Hildegard von Bingen sind im Handel fertig erhältlich. Bei Müdigkeit und Erschöpfung sind folgende empfehlenswert:

Herz-Kur: Bei Müdigkeit sowie Erschöpfung wird die »Herz-Kur« empfohlen. Dabei soll 4–8 Wochen lang einmal pro Tag nach der Mahlzeit 1 Galgant-Tablette und anschließend 1 Likörglas voll Petersilienelixier eingenommen werden. Diese Herz-Kur dient der allgemeinen Herzstärkung, der Regeneration nach Infektionsphasen und der Überwindung von Kraftlosigkeit.

Petersilienelixier – Decotum Petrosellini cp.: Es gelten die Indikationen der Herz-Kur. Trinken Sie dreimal täglich 1 Likörglas voll nach den Mahlzeiten.

Dafür 10 Stängel mit Blättern glatter Petersilie mit 2 Esslöffel Weinessig in 1 Liter Rotwein 5 Minuten kochen. Geben Sie 150 g Honig bei und kochen Sie nochmals 5 Minuten. Abkühlen lassen, abseihen und abfüllen.

Benediktenkrauttee – Centaurea benedicta: Indikationsbereiche sind Verdauungs- und Leber-Gallen-Problematiken sowie Appetitlosigkeit, damit verbundene Müdigkeit und Erschöpfung, auch nach Krankheitsphasen.

Geben Sie 1 Teelöffel Benediktenkraut in eine Tasse kochendes Wasser und schöpfen Sie nach 5–7 Minuten ab. Der Tee sollte dreimal täglich warm zu sich genommen werden.

Aronstabelixier – Decotum Ari Rhizoma: Dieses Elixier kann bei Erschöpfung und Dauermüdigkeit sowie deren Begleiterscheinungen Nervosität, Stress, psychosomatischen Beschwerden, depressiven Verstimmungen und Schwermut eingesetzt werden (als Ergänzung). Trinken Sie je nach Symptomschwere zweimal täglich 1–5 Likörgläser voll auf unbestimmte Zeit.

Das Aronstabelixier gibt es als Fertigprodukt im Handel. Wer es selbst herstellen möchte, darf nur selbst angebauten Aronstab verwenden (Naturschutz). Dabei werden entweder 12 g getrocknete Wurzeln zu Pulver verarbeitet, 5 Minuten in 1 l Wein gekocht und in Flaschen abgefüllt, oder man nutzt 32 g frische Wurzeln, zerkleinert und kocht sie in 1 l Wein.

Hirschzungenelixier – Decotum Asplenii scolopendriae cp.: Dieses Elixier stellt ein Universalheilmittel bei jahrelanger Bronchitis und sämtlichen Erkrankungen der Hormondrüsen dar. Auch bei Erschöpfungssyndromen, Konzentrationsstörungen, Schlaflosigkeit und Burn-out ist das Hirschzungenelixier angezeigt. Von der Fertigmischung soll bis zur Besserung dreimal pro Tag ein Likörglas voll nach den Mahlzeiten eingenommen werden.

Für die Zubereitung zu Hause benötigen Sie Hirschzungenfarnkraut, das in 2 Liter Wein aufgekocht wird. Zimt, 150 g Honig und Langen Pfeffer dazugeben und weiter aufkochen. Seihen Sie dann ab und füllen Sie das Elixier in heißem Zustand ab.

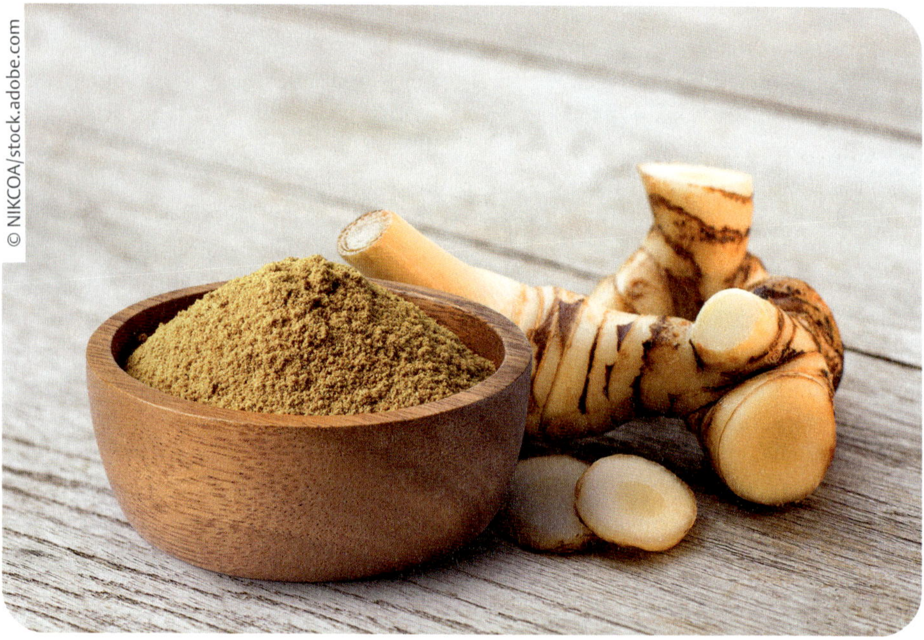

Bäder und weitere Anwendungen

Aderlass: Im Mittelalter war der Aderlass üblich, er wurde als »Alleskönner« angesehen. Bei Hildegard von Bingen weist er eher rituelle Züge auf und richtet sich nach bestimmten Vorgaben. Einen Aderlass dürfen heute nur Ärzte und entsprechend ausgebildete Heilpraktiker durchführen.

Aderlass lässt sich mit dem Wechsel der Gezeiten vergleichen: Wasser zieht sich zurück und nimmt zu. Aus diesem Grund sollte er nur zwischen dem 1. und dem 6. Tag nach Vollmond durchgeführt werden. Je nach Beschwerden und Alter wird nur so viel Blut entnommen, bis es hell und dünnflüssig wird (meist etwa 100 ml). Damit soll sichergestellt werden, dass das »gute Blut« von Belastungen und Schlacken getrennt wird. Ein Aderlass sollte im Rhythmus geschehen: 30.–50. Lebensjahr zweimal jährlich, dann einmal jährlich.

Ein Aderlass kann nicht nur Blutwerte und Bluthochdruck verbessern, sondern reinigt auch den Organismus. Die krampflösende Wirkung bringt ein leichteres Gefühl, fördert Abwehrstärke und Leistungsfähigkeit.

Gundelrebenbad: Die Gundelrebe unterstützt ergänzend bei oder nach Virusinfektionen, vor allem, wenn der Atmungstrakt stark betroffen war. Ein Gundelrebenbad gilt als ganzheitliche Stärkung und sollte nicht zu heiß genommen werden. Die Gundelrebe kann auch gemischt mit Spinat oder Mangold gekocht und genossen werden.

Für das Bad stellen Sie aus Gundelrebenkraut und 2 l Wasser einen Absud (wie einen Tee) her, den Sie dann ins Badewasser mischen.

Zypressenbad: Die Zypresse ist angezeigt bei Kreislauf- und Altersschwäche, körperlicher Erschöpfung sowie der Rückbildung von Muskulatur.

Schneiden Sie für das Heilbad Zypressenzweige in kleine Stückchen und kochen Sie diese in 2–3 l Wasser. Nach dem Abschöpfen und der Abkühlung auf Körpertemperatur geben Sie diesen Absud dem Badewasser bei. Genießen Sie dreimal wöchentlich ein Zypressenvollbad.

Eibenholz: Die Eibe ist für Hildegard von Bingen ein Gesundheitsbaum, verbunden mit Lebensfreude. Sie empfiehlt, Eibenholz in den Händen zu reiben oder mit ihm zu meditieren.

Aus der Welt der Pflanzen und Kräuter

Auch bei chronischer Erschöpfung können Sie sich die Heilkraft von Pflanzen zunutze machen, und das in ganz unterschiedlicher Form.

Nach den Empfehlungen der Hildegard von Bingen bleiben wir bei den Schätzen der Natur und beleuchten, welche konkreten Pflanzen und Kräuter bei postviraler Müdigkeit helfen können. Neben den verschiedenen Pflanzeninhaltsstoffen kann auch die Art der Anwendung von Bedeutung sein, weshalb wir in diesem Kapitel einen Schritt weiter Richtung ätherische Öle und Räuchern mit Kräutern gehen. Falls Sie ein Mensch sind, der auf spezielle Düfte gut anspricht oder sich schon mit dem Thema Räuchern auseinandergesetzt hat, werden Ihnen folgende Hinweise dienlich sein. Nutzen Sie also die große Vielfalt der Natur und finden Sie für sich heraus, welche Pflanzen, Öle und Räucherstoffe Ihnen entsprechen und neue Energie schenken können.

Phytotherapeutische Empfehlungen

Die Beobachtung der Wirkung und gezielte Nutzung von Pflanzen, Kräutern und einzelnen Bestandteilen gibt es seit Menschengedenken. Die heutige moderne Phytotherapie nutzt die heilsame Wirkung von Pflanzen in verschiedenen Darreichungsformen, etwa Tees, Aufgüsse, Dekokte, Mazerate, alkoholische Extrakte, Tabletten, Kapseln, Dragees und Presssäfte. Wir haben Ihnen eine kleine Auswahl gegen postvirale Müdigkeit zusammengestellt.

Enzian – Gentiana: Sowohl bei Bach-Blüten als auch als Schnaps und in vielen weiteren naturheilkundlichen Mitteln als Bitterstoff findet der Enzian seine Anwendung. Der Gelbe Enzian ist stark geschützt und wächst nur sehr langsam. Er wird sowohl bei Müdigkeit, Gicht und Fieberphasen als auch zur Verdauungsanregung und Regeneration eingesetzt. Heute ist der Enzian vor allem in Fertigpräparaten erhältlich.

Ginseng – Panax ginseng: Die Pflanze ist im Nordosten Chinas und in Korea beheimatet und wird in der TCM verehrt. Ginseng zählt zu den Adaptogenen (Pflanzen, die der Anpassung und Resilienz dienen) und besticht durch seine stärkenden und anregenden Eigenschaften. Sowohl für das Hormonsystem als auch für Verdauung und Stoffwechsel bietet er positive Unterstützung. Ginseng fördert die Bildung roter Blutkörperchen und regt das Immunsystem an. Man kann täglich 3 Tassen Tee, abgekocht aus der Wurzel, zu sich nehmen, oder dreimal täglich 3 Kapseln mit Ginseng-Pulver.

Rosenwurz – Rodiola rosea: Die in der Naturheilkunde verwendete Wurzel des Rosenwurz, vorkommend in den Bergregionen der Nordhalbkugel, hilft zur Stressreduktion. Wird die Pflanze in niedrigeren Dosierungen genutzt, wirkt sie anregend, bei höheren Mengen beruhigend. Auch bei der Zellverjüngung und der vermehrten Produktion von Serotonin und Dopamin soll Rosenwurz helfen. Es können sowohl dreimal täglich 1–2 mit Rosenwurzpulver gefüllte Kapseln, zweimal täglich 1 TL einer Tinktur oder dreimal täglich 1 Tasse Tee genommen werden.

Rosmarin – Rosmarinus officinalis: Die zur Familie der Lippenblütler zählende Pflanze ist nicht nur ein bedeutsames Küchenkraut, sondern durch seine anregende, kreislaufstärkende und stoffwechselfördernde Wirkung bei Schwächezuständen aller Art und Nervenbeschwerden nicht mehr wegzudenken. Rosmarin fördert das Gedächtnis und die Konzentration, sollte jedoch bei Epilepsie, während der Schwangerschaft und bei Bluthochdruck in höheren Dosen gemieden werden. Als Küchengewürz ist Rosmarin jedoch in diesen Fällen unbedenklich. Sie erhalten Rosmarinextrakt, -blütenpulver und -blattextrakt in Kapselform (Einnahme dreimal täglich 1–2 Kapseln).

Sanddorn – Hippophae rhamnoides: Die charakteristischen orangefarben leuchtenden Früchte der Pflanze werden nicht nur in der Lebensmittelindustrie gerne genutzt (Säfte, Kuchen, Konfitüren), sondern finden auch in der Naturheilkunde schon lange Einsatz. Sanddorn gilt als Vitamin-C-Booster und Radikalfänger, hat sich aber auch bei Müdigkeit, Erschöpfung, Infekten und Entzündungen bewährt. Im Handel erhalten Sie sowohl das ätherische Sanddornöl als auch Sanddornextrakt in Kapselform, den Muttersaft, Elixiere sowie Fruchtfleischöle.

Taigawurzel – Eleutherococcus senticosus: Wie der Name bereits erahnen lässt, stammt die Pflanze aus Sibirien und Ostasien. Sie dient der Regeneration nach langen Krankheitsphasen und Gefühlen der Überanstrengung. Die Taigawurzel unterstützt die Immunabwehr, zählt zu den Adaptogenen und bringt Ausdauer. Zur Einnahme eignen sich dreimal täglich 2–3 Kapseln mit Taigawurzelpulver oder bis zu 2 Monate lang dreimal täglich 1 TL der Tinktur, angesetzt aus 200 g getrockneter Wurzel in 1 l Wodka.

Räuchern

In früheren Zeiten war Räuchern vor allem in Landwirtschaften ein wichtiger Teil des Arbeitsprozesses, der regelmäßig durchgeführt wurde. So sollte nicht nur neue Energie eingeladen und alte vertrieben, sondern auch eine förderliche Atmosphäre unterstützt werden. In den letzten Jahren erfreut sich das Räuchern zunehmenden Interesses, weshalb wir seine Möglichkeiten bei der postviralen Müdigkeit hervorheben möchten.

Salbei: Wer lieber mit heimischen Pflanzen räuchert, kann den Gartensalbei verwenden. Ansonsten bietet sich der Weiße (Amerikanische) Salbei an. Die getrockneten Blätter sind meist als verschnürtes Bündel erhältlich und dienen als Beginn des Räucherprozesses. Salbei öffnet (den Raum, das Energiefeld eines Menschen), erdet und befreit auf sanfte Weise von belastenden Einflüssen.

Kampfer: Zum Räuchern verwendeter Kampfer wird aus der Kampferpflanze gewonnen und ist als weiß-kristallines Harzpulver erhältlich. Sein frischer, durchdringender und klärender Geruch sollte bei allen Räucherungen mit Bedacht und nicht in der Nähe von Kindern und Tieren angewendet werden. Kampfer bildet den Anschluss nach Salbei und reinigt stark. Außerdem werden ihm antibakterielle, antimykotische und entzündungshemmende Eigenschaften nachgesagt. Kampfer erfrischt und macht den Kopf frei.

Weihrauch: Dieser wird meist als Abschluss nach dem Kampfer eingesetzt und beendet mit seiner beruhigenden, aber kräftigenden Wirkung den Räucherprozess. Weihrauch wird als Harz verräuchert und ist in verschiedenen Kombinationen erhältlich (Rosen-, Orangenweihrauch etc.). Gleichsam lässt sich auch der natürliche Weihrauch verwenden, der entzündungshemmend, atmungsvertiefend, schleimlösend und anregend wirkt.

Thymian: Beim Räuchern empfiehlt sich, vor allem die getrockneten Blätter zu verwenden. Thymian baut bei Schwächezuständen aller Art wieder auf, reinigt, desinfiziert und öffnet die Atemwege. Er stärkt die Abwehr und vertreibt kraftraubende Energien.

Wacholder: Hierbei lässt sich mit Triebspitzen, getrockneten Früchten und Holz räuchern. Wacholder gilt als reinigend, keimtötend und eignet sich sehr gut für Krankenzimmer bzw. nach längerer Krankheitsphase. Außerdem klärt und stärkt er, erdet und fördert die Entwicklung neuer Energie.

Sandelholz: Sowohl in Form von Holzchips, Spänen sowie Pulver ist Sandelholz, das in Indien heimisch ist, erhältlich. Es kann stimmungsaufhellend, aktivierend, entzündungshemmend, krampflösend und stärkend sein.

Räucherarten

Am häufigsten wird in Büchern das Haus- und Raumräuchern beschrieben, das auch den meisten Menschen bekannt sein dürfte. Bei postviraler Müdigkeit kann es sinnvoll sein, die Raumatmosphäre mit dem entsprechenden Räucherwerk zu erfüllen. Doch auch die individuellere Personenräucherung kann ein wertvolles Mittel der Wahl sein.

Raum- und Hausräucherungen: Dabei gilt zu beachten, was das Ziel der Räucherung sein soll und welchen Zeitpunkt man wählt (Raunächte, Sommersonnenwende etc.). An diesen bestimmten Tagen kann die Wirkung der Hausräucherung intensiver sein. Überlegen Sie für sich, ob Sie das gesamte Haus räuchern möchten oder regelmäßig nur die Räume, in denen Sie sich am meisten aufhalten. Für die Grundräucherung haben sich Salbei, Kampfer und Weihrauch bewährt. Mit jedem Räuchermittel wird einmal im Uhrzeigersinn der Raum abgegangen und jede Ecke gereinigt. Zusätzlich können andere Kräuter verräuchert werden. Achten Sie beim Räuchern auf geschlossene Fenster und Türen, und öffnen Sie diese weit, wenn Sie fertig sind.

Personenräucherungen: Diese Art, zu räuchern, ist viel persönlicher und erfordert eine zweite Person, die dies mit Ihnen durchführt. Wichtig ist, dass sie hinaus ins Freie gehen, wo Sie auch etwas vor Störungen geschützt sind. Hier ist es sinnvoll, mit Salbei, dann Kampfer und Weihrauch zu arbeiten. Diese können Sie als Räucherstäbchen verwenden oder als Räucherwerk auf ein Gitter oder in eine Schale auf eine Kohle geben. Stellen Sie sich aufrecht hin und breiten Sie Ihre Arme aus. Die andere Person beginnt mit etwas Abstand damit, den Salbei an Ihrer Körpervorderseite und von den Fußsohlen bis zum höchsten Punkt des Kopfes zu führen. Falls der Rauch an einer Stelle querläuft, sollte dort länger verweilt werden. Auch an den Armen und Beinen sollte man sich Zeit nehmen, bevor man zur Rückseite übergeht. Nach dem Durchgang mit Kampfer und Weihrauch kann bei Bedarf noch ein anderes Räuchermittel genutzt werden. Am Ende sollten beide Personen ihre Hände gut waschen.

Hinweise zur Anwendung

Unverträglichkeiten: Verwenden Sie nur die Kräuter und Pflanzen zum Räuchern, die Sie vertragen, also beispielsweise keine, gegen die Sie allergisch sind. Bei

Mischungen bitte darauf achten, welche Einzelbestandteile darin verarbeitet sind.

Sicherheit: Wie immer, wenn Sie mit Feuer, Feuerzeug oder Kohle hantieren, ist Vorsicht geboten. Bei Personenräucherungen muss darauf geachtet werden, dass man mit dem heißen Räucherwerk dem Gegenüber nicht zu nahe kommt.

Räuchergefäß: Finden Sie heraus, wie Sie am liebsten räuchern möchten. Es gibt Räucherstäbchen, Räucherschalen sowie Gefäße mit Sieb oder Gitter. Jede Art hat ihre Vorzüge, weshalb Sie entscheiden sollten, was Ihnen am meisten entspricht.

Arbeit mit ätherischen Ölen

Die Aromatherapie erfreut sich in den letzten Jahrzehnten zunehmender Beliebtheit und Anwendung in verschiedensten Behandlungsmethoden, aber auch im privaten Bereich. Die gezielte Aufnahme von Aromen über Nase sowie Schleimhäute leitet die positiven Effekte des Öls umgehend in das limbische System, eines der hirnorganischen Gefühlszentren, von wo aus sie zu unserem psychischen und physischen Wohlbefinden beitragen. Ätherische Öle bieten viele Anwendungsmöglichkeiten, weshalb wir Ihnen hier einige spezielle gegen postvirale Müdigkeit mitgeben möchten.

Bergamotte: Die Pflanze ist in Kalabrien im Süden Italiens beheimatet und wächst auch vorwiegend dort. Sie zeichnet sich durch einen fruchtigen, feinen Zitronenduft aus. Bergamotte wirkt stark angstlösend und stimmungsaufhellend auf das Nervensystem und kann somit gut bei Erschöpfung eingesetzt werden. Das Öl hat außerdem eine krampflösende und verdauungsfördernde Wirkung.

Copaiba: Der balsamische feinwürzige Duft dieser in Südamerika einheimischen Pflanze wirkt überaus entzündungshemmend, schmerzlindernd und beruhigend auf unser Nervensystem. Sie hat auch keimabtötende und schleimlösende Eigenschaften und fördert die seelische Stärke.

Pfefferminze: Das aus der Dampfdestillation des Krautes gewonnene Öl ist charakteristisch durch seinen frischen, durchdringenden und kampferartigen Geruch. Die Pfefferminze eignet sich ideal zur Erfrischung bei Erschöpfung, Schwindel, Ohnmachtsneigung und Kreislaufbeschwerden allgemein. Auch bei Asthma, Kopfschmerz, Migräne und Infektanfälligkeit kann sie unterstützend wirken.

Ylang-Ylang: Die Pflanze kommt in Indonesien, auf Madagaskar und den Philippinen vor und zeichnet sich durch einen süßen, blumigen Duft aus. Das Öl wird durch Wasserdampfdestillation der Blüten gewonnen. Ylang-Ylang kann entspannend, entkrampfend und ausgleichend wirken, die Ausstrahlung stärken und das Selbstvertrauen verbessern. Das Öl sollte vorsichtig dosiert werden, da sonst die Gefahr für Kopfschmerzen und Übelkeit besteht.

Zeder: Der warme, holzige und würzige Geruch des Zedernöls harmonisiert auf der Seelenebene, unterstützt das Selbstvertrauen, kräftigt und schenkt Wärme auf der Körperebene. Es fördert Hoffnung, Zuversicht und dämpft kraftraubende Emotionen. Zedernöl sollte nicht bei offenen Wunden, auf Schleimhäuten oder entzündeter Haut, in der Schwangerschaft, bei Asthma oder Epilepsie sowie bei Kindern unter 6 Jahren verwendet werden, oder wenn blutdrucksenkende Mittel eingenommen werden.

Zitrone: Ihr ätherisches Öl gilt als der Frischmacher schlechthin, belebt und schenkt positive Energie. Es hat stimmungsaufhellende und anregende Eigenschaften, ist immunstärkend und stoffwechselanregend.

Wie können Sie ätherische Öle nutzen?

Raumatmosphäre: Mittels eines handelsüblichen Diffusors kann das entsprechende Öl, gerne auch zusammen mit 1–2 weiteren, im Raum vernebelt werden und so die gesamte Energie verändern. Achten Sie darauf, dass Sie bei mehreren Ölen jeweils nur 1–2 Tropfen in das Wasser geben. Wenn Sie ein einziges Öl nutzen, dürfen es auch 3–4 Tropfen sein. Falls Sie noch keinen Diffusor besitzen, prüfen Sie die verschiedenen Modelle, Funktionen und Pflegemaßnahmen.

Vor allem morgens im Bad oder Schlafzimmer können ätherische Öle bereichernd sein, wenn sie mit einem Diffusor vernebelt werden. Besprechen Sie dies aber mit allen im Haushalt lebenden Personen.

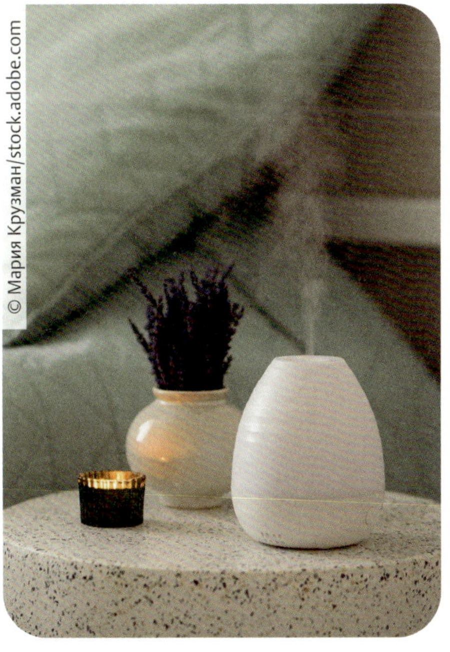

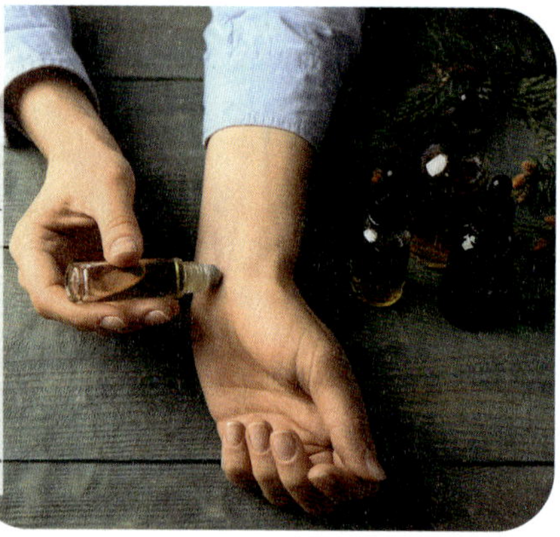

Symbolbild; © New Africa/stock.adobe.com

Körperanwendungen: Informieren Sie sich ausreichend, bevor Sie ätherische Öle direkt auf den Körper auftragen, da manche von ihnen hautreizend wirken oder zu intensiv sein können. Hierbei kann es sinnvoll sein, diese mit einem Trägeröl zu vermengen, beispielsweise mit Mandelöl. Dann lässt sich die Mischung als kleiner Tages-Booster immer wieder nutzen. Manche Öle, beispielsweise Pfefferminze, können Sie vor dem Start in den Tag auf die Fußsohlen auftragen (1–2 Tropfen je Seite).

Vorsicht

Nur wenige ätherische Öle eignen sich zur inneren Anwendung! Sie gehört in die Hände von erfahrenen Therapeuten.

Inhalieren: Sie können 1–2 Tropfen eines Öls auf die Handfläche auftragen, verreiben und dann beide Hände wie eine Schale an die Nase halten, um den Duft 30–60 Sekunden lang zu inhalieren. Mit den Händen können Sie Ihr Energiefeld abfahren, um sich frischer zu fühlen.

Hinweise zur Einnahme

Ätherische Öle sind hoch konzentrierte Wirkstoffkomplexe. So sind beispielsweise in einem einzigen Tropfen ätherisches Oregano-Öl 50 g frisches Pflanzenmaterial enthalten, eine Menge, die Sie niemals einfach so konsumieren würden. In den Sozialen Medien sind leider immer häufiger gefährliche Empfehlungen für die Einnahme von mehreren Tropfen pur zu sehen und zu hören. Die innerliche Einnahme von ätherischen Ölen gehört aber in die Hände von Fachleuten und sollte auf keinen Fall in Eigenregie erfolgen. Weitaus sicherer ist die Anwendung als Inhalation oder mit einem Trägeröl verdünnt auf die Haut. Bewahren Sie ätherische Öle immer dunkel und kühl und vor allem außer Reichweite von Kindern und Tieren auf!

Mikronährstoffe

Mikronährstoffe haben einen wesentlichen Einfluss auf unser ganzheitliches Wohlbefinden. Viele davon sind gerade bei postviraler Müdigkeit empfehlenswert.

Langwierige Krankheitsphasen kosten den Körper viel Kraft und Ressourcen, wobei die Vitamin- und Nährstoffspeicher deutlich geleert werden können. Dies kann sich je nach Ausmaß der Reduzierung auswirken und sich in postviraler Müdigkeit und Erschöpfung äußern. Aus diesem Grund empfehlen wir, wichtige Mikronährstoffwerte nach herausfordernden infektiösen Erkrankungen mittels Blutentnahme durch ein Labor untersuchen zu lassen. Zwar variiert die Schwankungsbreite nach den internen Bestimmungen, dennoch erhalten Sie klare Ergebnisse. Sprechen Sie vor der Blutabnahme bitte konkret an, welche Vitamine und Mikronährstoffe untersucht werden sollen. Das ist insbesondere bei der postviralen Müdigkeit wichtig. Beachten Sie bitte, dass bestimmte hier erwähnte Parameter wie beispielsweise Q10 zu den individuellen Gesundheitsleistungen zählen und selbst bezahlt werden müssen.

Es gibt auch Labore, die die extrazellulären und die intrazellulären Werte der Mikronährstoffe aufschlüsseln, also die Werte außerhalb sowie innerhalb der Körperzelle. Ersterer ist manchmal in Ordnung, letzterer hingegen oft nicht. Genau dann sollte trotzdem supplementiert werden. Zwar können Sie mittels bestimmter Lebensmittel die Speicher wieder ein wenig auffüllen, doch meistens braucht es dafür auch Nahrungsergänzungsmittel und entsprechende Präparate sowie eine gesunde Ernährung.

Wichtige Vitamine

Vitamine sind organische Verbindungen. Durch die nicht ausreichende Eigenproduktion muss der Körper sie über die Nahrung aufnehmen, weshalb sie mit Ausnahme von Vitamin D essenziell sind. Durch den Einsatz von Spritzmitteln und Haltbarkeitsstoffen, Umweltgiften sowie veränderte Anpflanzungsmaßnahmen hat sich aber der Gehalt an Mineralien und Vitaminen in unseren täglich verwendeten Nahrungsmitteln reduziert, was weitreichende Auswirkungen auf den gesamten Organismus hat.

Vitamin B_6

Aufgaben: Vitamin B_6 oder Pyridoxin ist im Körper in verschiedenen Formen vorzufinden. Seine Bedeutung für unzählige Stoffwechselprozesse, insbesondere den Aminosäurestoffwechsel, ist immens. Aminosäuren sind Proteinbausteine und an sämtlichen Stoffwechselvorgängen des Körpers beteiligt. Vitamin B_6 ist im Hormonsystem sehr aktiv und wird für die Bildung von Botenstoffen für das Nervensystem benötigt. Auch für die Produktion der Nervenumhüllung und damit für eine gesunde Nervenfunktion ist B_6 sehr essenziell.

Mangel: Ein Defizit an Vitamin B_6 kann sich in Form von entzündlichen Prozessen von Haut und Schleimhaut, Infektanfälligkeit, Durchfall und Erbrechen äußern. Eine Unterversorgung kann Symptome wie chronische Müdigkeit, Muskelschwund sowie Störungen von Nervenfunktionen und Eiweißbildung hervorrufen. Eine geringe Zufuhr kann durch Mangelernährung oder auch Alkoholmissbrauch entstehen. Aufnahmestörungen haben ihre Ursache in schweren Darmerkrankungen, während ein erhöhter Verbrauch bei chronischer Niereninsuffizienz vorliegen kann.

Vitamin B_{12}

Aufgaben: Die wasserlösliche Vitamingruppe B_{12}, auch Cobalamine genannt, ist an vielen Körper- und Stoffwechselprozessen beteiligt und muss über die Nahrung aufgenommen werden. B_{12} wirkt an der Zellteilung und der DNA-Bildung mit, ist wichtig für den Aufbau der Nervenhüllen und die neuronale Regeneration. Es spielt eine entscheidende Rolle bei der Bildung der roten Blutkörperchen und stärkt das Magen-Darm-System und die Blutgefäße.

Mangel: So vielseitig die Aufgabenfelder von Vitamin B_{12} sind, so vielfältig ist leider auch die Mangelsymptomatik. Neben dem charakteristischen Zungenbrennen können neurologische Erscheinungen wie Müdigkeit und Nervenschwäche entstehen. Auch Haarausfall, erhöhte Allergieanfälligkeit und Muskelschwäche können auftreten. Ähnlich wie bei Vitamin D fallen Defizite erst nach Jahren oder Jahrzehnten auf. Ursächlich sind meistens vegetarische und vegane Ernährungsformen oder ein Mangel des intrinsischen

Faktors, eines Eiweißes, das für die Aufnahme und Umwandlung von B_{12} für die körpereigene Verwertung wichtig ist.

Vitamin C

Aufgaben: Unter Vitamin C, auch Ascorbinsäure genannt, versteht man verschiedene bioaktive essenzielle Stoffe. Das Vitamin dient der Neutralisierung freier Radikale, stärkt die Leberentgiftung und bietet Schutzfunktionen für das Immunsystem. Unser Körper benötigt Vitamin C für den Kollagenaufbau. Kollagen ist das am meisten vorkommende Eiweiß und wichtig für die Bildung von Bindegewebe, Haut, Knochen, Sehnen, Zähnen und Gefäßen. Auch die Aufnahme von Eisen wird durch Vitamin C gefördert.

Mangel: Die Vollausprägung eines Vitamin-C-Mangels wie bei der Krankheit Skorbut, die vor allem Zähne und Zahnfleisch betrifft und zu Blutungen in diesem Bereich, aber auch in der Muskulatur, führen kann, ist heute fast zur Gänze verschwunden. Dafür kann sich ein beginnendes Defizit unspezifisch in Form von Müdigkeit, Erschöpfung, Infektanfälligkeit oder Wundheilungsstörungen äußern.

Vitamin D

Aufgaben: Vitamin D ist im Grunde genommen nur ein Überbegriff für mehrere fettlösliche Verbindungen, die der Körper durch ausreichende Sonneneinwirkung zu 80–90 % selbst herstellen kann. Es ist eine Hormonvorstufe (eine Form ist D_3), die in Leber und Nieren in das Hormon Calcitriol, die biologisch aktive Form von Vitamin D, umgewandelt wird. Vitamin D ist wichtig, damit Kalzium und Phosphor in den Knochen eingebaut werden können. Auch bei der Stärkung des Immunsystems, der Zellteilung, für Muskelaufbau und -erhalt sowie für die Knochen- und Zahngesundheit hilft Vitamin D mit. Auch ein Zusammenhang mit der Psyche wird diskutiert und erforscht.

Mangel: Gemeinsam mit Eisen zählt der Vitamin-D-Mangel zu den häufigsten Nährstoffdefiziten weltweit. Er wirkt sich häufig schleichend und über Jahrzehnte hinweg aus. Generell sinkt der Vitamin-D-Spiegel in den Wintermonaten ab, weshalb in den Wechseljahren und bei Osteoporose besonders achtgegeben werden sollte. Eine latente Müdigkeit mit deutlich gedrückter Stimmung, Muskelschwäche, Knochenbrüchigkeit und -schwund können Anzeichen für einen Mangel sein. Ihr Hausarzt kann mit einem einfachen Test feststellen, ob bei Ihnen ein Mangel vorliegt und ob bzw. wie viel Vitamin D_3 Sie einnehmen sollten. Meist werden 1000–2000 I.E./Tag empfohlen, je nach Situation und Gesundheitszustand können aber auch höhere Dosen nötig sein.

Vitamin E

Aufgaben: Die Vitamin-E-Gruppe, auch Tocopherole genannt, ist zwar in allen tierischen Zellen enthalten, wird jedoch ausschließlich von Pflanzen und Cyanobakterien produziert. Für die Gelenke und den Bewegungsapparat ist Vitamin E von besonderer Bedeutung und sollte bei rheumatischen Erkrankungen Beachtung finden. Auch zum Schutz des Immunsystems, vor Entzündungsprozessen sowie als Antioxidans hat es sich bewährt.

Mangel: Defizite sind in den Industrieländern durch die Abdeckung über die Nahrung selten, sondern meist Folge ausgeprägterer Erkrankungen. Anzeichen dafür sind Zittern, Muskelschwäche, Verminderung der Muskelfunktion und der geistigen Leistungsfähigkeit, schlechtere Wundheilung sowie unnatürliche Faltenbildung. Ein Mangel zeichnet sich erst nach langer Zeit ab.

Weitere wichtige Mikronährstoffe

Auch Mineralien, Spurenelemente und einige weitere Mikronährstoffe werden in der Gesundheitsbetrachtung oft unterschätzt. Dennoch stellen sie grundlegende Schräubchen im Gesamtmechanismus Körper dar, die für eine optimale Abstimmung grundlegend sind. Sind Ihre Werte gerade noch im »grünen Bereich« oder besteht ein Mangel, dann fehlen Ihrem Körper wichtige Stoffe, um seine Aufgaben verrichten zu können. Hinsichtlich der postviralen Müdigkeit sind für uns unter anderem die folgenden Mikronährstoffe spannend.

Eisen

Aufgaben: Eisen ist als Bestandteil der roten Blutkörperchen, in denen es mit dem roten Blutfarbstoff (Hämoglobin) verschmilzt, für Blutbildung, Zellteilung, Sauerstofftransport und -verteilung sowie für Immunprozesse lebensnotwendig. Man differenziert zwischen dem Häm-Eisen, das vor allem in tierischen Lebensmitteln vorkommt und gut aufgenommen wird, und dem Nicht-Häm-Eisen, das in tierischen und pflanzlichen Lebensmitteln enthalten ist und schwerer aufgenommen wird.

Mangel: Eisenmangel, nicht selten kombiniert mit der Eisenmangelanämie, wird als eine der häufigsten Nährstoffmangelerscheinungen angesehen. Eine bedeutende Auswirkung ist die Müdigkeit. Es kann auch zu genereller Schwäche, beeinträchtigten Gehirnfunktionen und zu einem belasteten Immunsystem kommen. Ursachen dafür können ein erhöhter Eisenbedarf (Blutverlust, Wachstumsphasen o. Ä.) sowie Aufnahme-, Transport- oder Verwertungsstörungen sein, weshalb eine genaue Blutuntersuchung wichtig ist.

Kalium

Aufgaben: Kalium stellt einen essenziellen Mikronährstoff dar, der größtenteils in den Zellen, vor allem den Muskelzellen, zu finden ist. Mit dessen Gegenspieler Natrium ist es notwendig, damit Nervenimpulse weitergeleitet werden können.

Auch bei der Regulation des Blutdrucks und des Säure-Basen-Haushalts spielt Kalium eine Rolle. Eine natürliche Muskelfunktion hängt ebenfalls von ihm mit ab.

Mangel: Dieser ist meist ursächlich durch eine erhöhte Ausscheidung über die Nieren, weniger durch eine verminderte Aufnahme. Patienten, die Herz-Kreislauf-Medikamente nehmen, sollten bei Kaliumeinnahme äußerste Vorsicht walten lassen, da es durch zu viel Kalium im Körper zu gefährlichen Herzrhythmusstörungen kommen kann. Durch seine Bedeutung für Herz, Kreislauf und Muskeln kann sich ein Mangel in Muskelschwäche, Herzrhythmusstörungen und erhöhtem Blutdruck zeigen. Auch Müdigkeit und Probleme des Magen-Darm-Traktes können die Folge eines Mangels sein.

Magnesium

Aufgaben: Als Mikronährstoff ist Magnesium an unzähligen Körpervorgängen beteiligt und stärkt die Psyche. Neben seiner Unterstützung vieler Enzymfunktonen richtet sich sein Aufgabengebiet auf die Knochen- und Zahnstruktur, die Zellteilung sowie die Muskel- und Nervengesundheit. Für den Eiweiß- und Energiestoffwechsel ist Magnesium unerlässlich.

Mangel: So vielfältig die Aufgaben von Magnesium sind, so unterschiedlich können Mangelerscheinungen sein. Sie zeigen sich häufig im Bereich von Muskeln und Nerven: Muskelkrämpfe und -zuckungen, Müdigkeit, Erschöpfung, Kopfschmerzen, Verdauungsbeschwerden und innere Unruhe können Folgen eines Magnesiummangels sein.

Selen

Aufgaben: Selen ist ebenfalls ein essenzielles Spurenelement und wird über die Nahrung zugeführt. Zusammen mit Zink ist es ein Faktor beim Schutz von Antioxidantien, hält oxidativen Stress von der Zelle fern und ist eine notwendige Instanz für das Immunsystem. Menschen mit chronischen Erkrankungen, einem vegetarischen/veganen Lebensstil sowie stillende Frauen sind am meisten gefährdet, einen Selenmangel zu entwickeln.

Mangel: Fehlt Selen, dann kann ein geschwächtes Immunsystem ebenso die Folge sein wie Müdigkeit und Leistungsschwäche. Selenmangel kann zu dünner werdendem Haar, brüchigen Nägeln und unreiner Haut führen. Durch seine Rolle im Muskelstoffwechsel kann es Muskelschwäche bedingen. Sehstörungen, Belastungen der Schilddrüse sowie Bewegungseinschränkungen der Spermien können Mangelanzeichen sein.

Zink

Aufgaben: Zink zählt zu den grundlegenden Spurenelementen und muss über die Nahrung aufgenommen werden. Es ist ein Tausendsassa unter den Mikronährstoffen, hilft es doch ca. 300 Enzymen bei der

Verrichtung ihrer Funktionen. Auch das Immunsystem und das Hormonsystem benötigen es für ihre Aufgaben. Wundheilung, Zellwachstum und Nährstoffverwertung sind ebenfalls wichtige Arbeitsgebiete von Zink. Es bekämpft freie Radikale, kann die Senkung des Blutzuckers fördern und die Leberzellaktivität unterstützen.

Mangel: Fehlt es dem Körper an Zink, so kommt dies oft erst sehr spät zum Vorschein. Je nach Alter und Geschlecht variiert nicht nur der Bedarf an Zink, sondern auch die Auswirkungen eines Mangels. Neben einer höheren Anfälligkeit für Infekte sind Müdigkeit, Haarausfall, brüchige Nägel, Schlaf-, Konzentrations-, Wundheilungs- und Fruchtbarkeitsstörungen möglich.

Coenzym Q10

Aufgaben: Coenzym Q10, auch Ubichinon-10 genannt, ist essenziell für die Energiegewinnung in den Mitochondrien und wirkt antixodativ. Herz, Leber und Muskeln verbrauchen viel Energie und benötigen daher mehr Coenzym Q10. Täglich dürften etwa 3–10 mg davon über die Nahrung aufgenommen werden, was für gesunde Menschen ausreicht, da der Körper eine gewisse Menge auch selbst bildet. Gute Quellen sind Innereien, Fleisch, Fisch, Nüsse und Vollkornprodukte.

Mangel: Ist Coenzym Q10 nicht ausreichend vorhanden, ist die Energiegewinnung in den Mitochondrien beeinträchtigt, was Auswirkungen auf den gesamten Körper hat. Bei chronischer Erschöpfung, ME/CFS und Long/Post-COVID werden häufig niedrige Q10-Spiegel festgestellt. Eine Supplementierung mit 100–200 mg pro Tag (je nach Erkrankungszustand werden teils auch höhere Dosen bis 300 mg empfohlen), oft in Kombination mit L-Carnitin und NADH, kann hier hilfreich sein.

Glutathion

Aufgaben: Glutathion ist unser wichtigstes körpereigenes Antioxidans. Es schützt unsere Mitochondrien vor oxidativem Stress – und sorgt so indirekt für eine stabile Energiegewinnung –, unterstützt Leber und Nieren bei der Entgiftung, regeneriert andere Antioxidantien wie die Vitamine C und E, stärkt das Immunsystem und wirkt bei der DNA-Reparatur mit.

Mangel: Liegt zu wenig Glutathion vor, erfolgt weniger Schutz vor freien Radikalen, wodurch auch die Mitochondrien Schädigung erfahren, und weniger ATP, also Energie produziert werden kann. Dadurch wird wieder weniger Glutathion hergestellt und der Teufelskreis beginnt von Neuem. Chronische Erschöpfungszustände sind bei langfristigem Mangel also nicht verwunderlich. Weitere Folgen eines Mangels können zunehmende Entzündungsreaktionen, Schäden an der DNA, Abwehrschwäche oder Erkrankungen durch Schwermetallbelastungen sein. Vor allem bei Postviraler Müdigkeit sollte der intrazelluläre Glutathionwert erhöht werden.

Schüßler-Salze

Dr. Schüßler entdeckte eine wahre Apotheke wertvoller Mineralsalze, die unter anderem das Immunsystem stärken und unterschiedliche Körperbereiche unterstützen können.

Schüßler-Salze sind komplementärmedizinische Präparate in Form von Mineralsalzen in homöopathischer Dosierung. Erfinder der Schüßler-Salze-Therapie war der deutsche homöopathische Arzt Dr. Wilhelm Heinrich Schüßler (1821–1898), der davon ausging, dass Krankheiten durch Störungen des Mineralhaushalts der Körperzellen entstehen und durch gezielte homöopathische Gaben von Mineralien geheilt werden können. Schüßler sah in den 12 homöopathischen Salzen eine wesentliche Basis für unser Wohlbefinden. In diesem Kapitel stellen wir Ihnen einige ausgewählte Schüßler-Salze vor, die das Immunsystem stärken, den Kraftaufbau unterstützen und dabei helfen können, den Energiehaushalt wieder ins Gleichgewicht zu bringen.

Hintergrund

Wilhelm H. Schüßlers Ansicht nach entstünden Krankheiten auf der Grundlage gestörter biochemischer Prozesse, wobei das Fehlen nur eines einzelnen Minerals den gesamten Stoffwechsel negativ beeinträchtigen könne. Sein Ansatz war sehr simpel: Der fehlende Mineralstoff müsse therapeutisch zugeführt werden. Um Mängel innerhalb einer Zelle aufzufüllen, sei eine Potenzierung der Salze notwendig. Schüßler beschrieb, dass die hoch verdünnten feinstofflichen Mineralstoffe direkt in das Zellinnere gelangen würden, wo sie Reparatur- und Aufbauarbeit leisten. Schüßler-Salze werden als potenzierte Mittel in Tablettenform angewendet, die man im Mund zergehen lässt.

Schüßler-Salze bei postviraler Müdigkeit

Um Ihnen die Auswahl bei den Schüßler-Salzen zu erleichtern, haben wir Ihnen eine kleine Auflistung zusammengestellt.

Nr. 02 Calcium phosphoricum D6: Dieses Mineralsalz kommt im Körper am häufigsten vor und sorgt für eine gute, feste Struktur der Knochen, gesunde Zähne, starke Nerven und Wohlbefinden. Das »Aufbausalz« wird bei hoher Infektanfälligkeit eingesetzt und zur Regeneration nach langen Krankheiten, wenn es darum geht, neue Kraft zu gewinnen. Calcium phosphoricum gilt als Schüßler-Salz bei Erkrankungen der Lymphgefäße, da es den Lymphfluss fördert und die Funktion der Lymphknoten unterstützt. Bei Abgeschlagenheit und Müdigkeit ist es ein erprobtes Mittel, um Trägheit auszutreiben und neuen Schwung zu bekommen.

Nr. 03: Ferrum phosphoricum D12: Dieses Salz kann eine sinnvolle Ergänzung sein bei akuten Entzündungsvorgängen, beispielsweise frischen Verletzungen, bei Infektionskrankheiten oder Entzündungen der inneren Organe. Ferrum phosphoricum kann den Sauerstofftransport durch das Blut in unserem Körper unterstützen, neue rote Blutkörperchen bilden und eine gesunde Atmung stärken. Es ist für die Festigkeit und Elastizität von Haaren und Fingernägeln mitverantwortlich, ebenso für den Aufbau von Knochen, Gelenken, Sehnen, Haut, Blutgefäßen und Haaren. Das im Ferrum phosphoricum enthaltene Phosphat unterstützt die Energiegewinnung in den Zellen, es hilft, den benötigten Sauerstoff aufzunehmen, und stellt so die Energie in den Muskeln bereit. Phosphate stimulieren den Nervenstoffwechsel und erhöhen die Impulsübertragung von den Nerven zu den Muskeln.

Nr. 04 Kalium chloratum D6: Das bevorzugte Schüßler-Salz, wenn Entzündungen in das zweite Stadium eingetreten sind und dann, etwa als Schnupfen oder Husten-Auswurf, weißlichen zähen Schleim absondern. Kalium chloratum kann Irritationen der Haut und Schleimhäute ausgleichen und diese Ablagerungen auflösen. Es gilt als das Hauptmittel bei und nach Infekten, dient der Stärkung von Haut und Schleimhäuten, und es hilft bei Heißhunger. Schüßler-Salz Nr. 04 kann regulierend auf die Ausscheidung von Wasser wirken. Es ist für die Funktion von Nerven und Muskeln zuständig, unterstützt den Eiweiß- und Kohlenhydratstoffwechsel, steuert die Verdauungsorgane mit und beeinflusst den Herzrhythmus.

Nr. 05 Kalium phosphoricum D6: Dieses Salz findet Einsatz bei Nervosität, Melancholie sowie Schlafbeschwerden, schenkt Ruhe und Kraft und ist Energiequelle für Körper, Geist und Seele. Probleme vieler Organe können, wenn sie nervlich bedingt sind, durch Kalium phosphoricum gelindert werden, etwa nervöse Herzbeschwerden. Es versorgt die Zellen mit Energie und ist auch an der Verbrennung dieser Energie beteiligt. Geschieht das ungenügend, entstehen Muskelschwächen, was depressive Verstimmungen, Konzentrations- und Gedächtnisprobleme nach sich ziehen kann. Oft wird Nr. 05 unterstützend während einer nervenärztlichen oder psychotherapeutischen Therapie eingesetzt. Es hilft dem Immunsystem, sich neu zu regulieren.

Nr. 08 Natrium chloratum D6: Das sogenannte Balance-Salz wird unterstützend bei hohem Blutdruck, Migräne, Störungen der Blutgefäße im Gehirn, gegen Abmagerung, zur Entgiftung, bei Blutarmut, Magenbeschwerden, Antriebsschwäche, Erschöpfungszuständen und Sodbrennen eingesetzt. »Brennen« ist ein Schlagwort für den Einsatz von Salz Nr. 08. Brennende Ausschläge, leichtere Hautverbrennungen, Insektenstiche und Lippenbläschen stellen typische Indikationen dar. In der Ernährung spielt Natrium chloratum eine lebenswichtige Rolle. Ohne Kochsalz in der Nahrung würden wir einfach sterben, der Körper braucht es für seinen Flüssigkeitshaushalt. Mangelernährung von Salz kann Cellulitis, Gicht, Arthrose, Arthritis, Nieren- oder Gallensteinleiden auslösen und zu Aufgedunsensein, Schwäche, Müdigkeit, Ödemen, trockener Haut und Verstopfung führen. Die Einnahme von Natrium chloratum hilft in der Regel schnell und gut. Bei postviraler Müdigkeit stellt es die Balance des Immunsystems wieder her.

Hinweise zur Einnahme

Dosierung: Die Dosierung ist je nach Symptomatik unterschiedlich. In akuten Fällen sollte man ergänzend alle 5 Minuten 1 Tablette im Mund zergehen lassen, bei chronischen Beschwerden 7–10 Tabletten pro Tag.

Anzahl: Es dürfen mehrere Schüßler-Salze gleichzeitig genommen werden. Man kann sich die entsprechende Tagesdosierung jedes Salzes herrichten, alle miteinander mischen und über den Tag verteilt einnehmen.

Einnahme: Neben der Möglichkeit, die Tabletten im Mund zergehen zu lassen, kann man sie auch in ein Glas Wasser geben, warten, bis sie sich aufgelöst haben, und dann trinken.

Energie-Tipp

Starten Sie in den Tag mit 1 Glas heißem Wasser und lösen Sie darin 5 Tabletten Ihrer gewählten Schüßler-Salze auf (je nach Gesamtmenge). Auf diese Weise erhält der Stoffwechsel eine aktivierende Energie (Wärme) und gleichzeitig die Unterstützung der Salze am Morgen.

Bach-Blüten und Busch-Blüten

Essenzen der bekannten Bach-Blüten und der australischen Busch-Blüten sind sanfte Begleiter für inneres Gleichgewicht und harmonisieren Störfaktoren auf der Seelenebene.

Blütenessenzen erfreuen sich im naturheilkundlichen Einsatz immer größerer Beachtung. Im Gegensatz zu pflanzlichen Mitteln wirken hier nicht die Inhaltsstoffe bzw. die chemischen Bestandteile, sondern die Schwingung der jeweiligen Pflanze, die vor allem seelisch-emotionale Prozesse in Bewegung bringen kann. In Bezug auf Müdigkeit und Erschöpfung heißt das, auch diesem Zustand vorausgehende oder ihn fördernde seelische Faktoren zu beachten und sanft zu verändern. Die bekanntesten Blütenessenzen stellen die Bach-Blüten sowie die australischen Busch-Blüten dar.

Bach-Blüten

Dr. Edward Bach (1886–1936) ist der Vater der Bach-Blüten-Methode. Als Arzt war er auf der Suche nach ergänzenden Verfahren, die die seelisch-emotionale Ebene des Menschen ansprechen sollten. In vielen Jahre der Suche und des Austestens entdeckte er nach und nach die heutigen 38 Einzelessenzen. Die Blüten werden gepflückt und in Wasser eingelegt, dieses wird dann abgeschöpft, wird mit Alkohol versehen und in Stockbottle-Fläschchen gegeben, die man erwerben kann.

Bei Müdigkeit und Erschöpfung bieten sich vor allem folgende Bach-Blüten an:

- Nr. 01 Agrimony – Kleiner Odermennig: Die Ehrlichkeitsblüte regt an, Missstimmungen nicht einfach so hinzunehmen und mögliche Scheinharmonien abzulegen. Ziel ist es, konfrontationsfähiger zu werden und Störfaktoren des Lebens achtsam zu integrieren.

- Nr. 09 Clematis – Gewöhnliche Waldrebe: Die Realitätsblüte bietet sich an, wenn man häufig geistig abwesend ist, geringe Vitalität und fehlenden Antrieb spürt und sich zerstreut fühlt. Mit der Blüte soll sich der Blick wieder klären, sodass man in die Kreativität und Umsetzung geht.
- Nr. 11 Elm – Ulme: Die Verantwortungsblüte spricht Leistungsmenschen an, die das Gefühl haben, ihren Aufgaben nicht mehr gewachsen zu sein oder die an ihrem Können zweifeln. Die Entwicklung einer realistischen Bedürfniseinschätzung und die Übernahme von Selbstverantwortung sind hier wichtig.
- Nr. 17 Hornbeam – Hainbuche: Die Spannkraftblüte betrifft Zustände mentaler Erschöpfung. Tägliche Aufgaben erscheinen als Hürde durch das dauerhafte Gefühl geistiger Schlaffheit. Ziel ist, geistige Frische und einen natürlichen Lebensrhythmus aufzubauen. Seelische Motivation darf gelebt werden.
- Nr. 22 Oak – Stieleiche: Die Ausdauerblüte nimmt sich Menschen an, die stets im tapferen Kampfmodus sind. Auch wenn sie aus Pflichtbewusstsein am Ende ihrer Kräfte sind, beschweren sie sich nie und werden bewundert. Eine Einschätzung der eigenen Leistungsmöglichkeit ist zentral.
- Nr. 23 Olive – Olivenbaum: Die Regenerationsblüte richtet sich an Zustände völliger körperlicher, geistiger und seelischer Erschöpfung (als Ergänzung), wo man nur noch abschalten möchte. Die Blüte soll unterstützen, bewusster mit der eigenen Energie hauszuhalten und sich zu erholen.
- Nr. 37 Wild Rose – Hundsrose: Die Blüte der Lebenslust unterstützt in Lebensbereichen, die von Teilnahmslosigkeit erfüllt sind. Trotz annehmbarer äußerer Gegebenheiten fühlen wir uns motivationslos. Die Entwicklung eines lebensbejahenden Interesses sowie erfüllter Motivation ist vordergründig.

Auswahl der richtigen Bach-Blüten

Bei Bach-Blüten können Sie grundsätzlich nichts falsch machen. Aber je genauer Sie die für sich richtigen Bach-Blüten wählen, umso besser können sie diese unterstützen. Was gilt es daher zu beachten?

Anzahl der Bach-Blüten: Wir empfehlen, dass mindestens 3, maximal 6 Blüten in eine Mischung kommen sollten. Bloß zwei zu nehmen, würde Sie zwischen beiden Polen hängen lassen. Drei sollen Sie in Ihrer Situation vorwärtsbringen (Dreieck), vier bringen Stabilität (Quadrat) und fünf bzw. sechs Bach-Blüten sind für komplexere Themen zu wählen.

Auswahlmethoden: Wenn Sie ein Bach-Blüten-Set zu Hause haben, können Sie aus dem Gefühl heraus oder indem Sie sich auf Ihre Themen konzentrieren, 3–6 Essenzfläschchen ziehen. Geben Sie dann jeweils 3 Tropfen in eine 10 oder 20 ml fassende Braunglasflasche und füllen Sie den Rest mit etwa fünfprozentigem Alkohol auf (Wodka mit Wasser verdünnt).

Wenn Sie die Bach-Blüten nicht vorrätig haben, können Sie auch aus der Intuition heraus Zahlen zwischen 1 und 38 aufschreiben. Oder lassen Sie sich von Bach-Blüten-Bildern bei Ihrer Wahl leiten. Im Internet finden Sie auch gute Bach-Blüten-Tests, die Sie zu den für Sie optimalen Blüten führen.

Darreichungsformen: Es gibt Bach-Blüten mit und ohne Alkohol. Vor allem die Notfalltropfen erhalten Sie auch als Creme, Spray oder Gelee-Gummis. Bach-Blüten lassen sich auf Globuli (ohne Inhalt) tropfen –man wartet, bis sie getrocknet sind, und kann sie dann einnehmen.

Empfehlungen zur Einnahme

Bach-Blüten lassen sich im Alltag unkompliziert und kreativ gebrauchen. Dazu finden Sie anbei eine Übersicht:

Dosierung: Sofern nicht anders von Fachkundigen empfohlen, raten wir zur täglichen Einnahme von 4 × 4 Tropfen. Bei Bedarf können Sie auch mehr nehmen.

Art der Einnahme: Hier scheiden sich ein wenig die Geister. Aus unserer Erfahrung haben sich folgende Einnahmewege bewährt: auf die Zunge tropfen, in ein Wasserglas geben, Tagesmenge in 1 l Wasser geben und über den Tag verteilt trinken, in Essen oder Getränke (Suppe, Joghurt, Tee) mischen, nahe am Körper tragen (unterstützt die Einnahme), in Kosmetika als Tagesdosis dazugeben (Shampoo, Cremes, Duschgel), nachts unter das Kopfkissen legen oder einige Tropfen auf ein Taschentuch geben und dieses mitnehmen.

Bach-Blüten werden in der Regel in einem Braunglasfläschchen mit 10–20 ml gemischt und Ihnen von der Apotheke oder von der Heilpraktikerin oder dem Heilpraktiker mitgegeben. Ein Fläschchen reicht meist nicht aus, damit eine Besserung eintritt. Deshalb empfehlen wir, sich anschließend noch einmal dieselbe Mischung zu besorgen oder eine neu abgestimmte Mischung herstellen zu lassen.

Australische Busch-Blüten

Wie der Name schon erahnen lässt, haben diese Blütenessenzen ihren Ursprung in Australien, wo sie seit Jahrtausenden von den Aboriginal Australians eingesetzt werden. Der australische Naturheilkundige Ian White nutzt das Wissen seiner Groß- und Urgroßmutter, um die einzigartigen Pflanzen des roten Kontinents und ihre energetischen Wirkungen für Körper, Geist und Seele zugänglich zu machen. Mittlerweile existieren 69 Blütenessenzen, Kombinationsessenzen, Sprays etc.

Die aus unserer Sicht wichtigsten australischen Busch-Blütenessenzen bei postviraler Müdigkeit:

- Nr. 01 Alpine Mint Bush: Themen dieser Blüte: Erschöpfung auf geistig-emotionaler Ebene, wodurch sich mangelnde

Freude breitmacht. Auch Verantwortung für andere wird als Belastung empfunden. Die Blüte soll unterstützen, sich emotional und geistig zu erneuern und Lebenskraft zu tanken.

- Nr. 03 Banksia Robur: Diese Blüte ist für Menschen gedacht, die Entmutigung, Frustration und Lethargie spüren. Ihr Ziel ist, wieder Begeisterung und Interesse am Leben zu wecken.
- Nr. 15 Crowea: Fühlt man sich nicht so, wie man gerne wäre, und gefangen in Sorgen, so kann Crowea Ausgleich bringen. Ruhe kann wieder im Geist einkehren und Klarheit über die eigenen Gefühle bringt Frische.
- Nr. 29 Jacaranda: Diese Blüte schenkt Entschlossenheit, schnelles Handeln und Denken bei Menschen, die zerstreut und zaudernd sind. Geistige Klarheit soll müdigkeitsbedingte Wankelmütigkeit beenden.
- Nr. 31 Kapok Bush: Ist die aktuelle Lebensphase gekennzeichnet von apathischen und resignierten Zuständen, soll Kapok Bush die Bereitschaft bringen, neuen Dingen eine Chance zu geben. Sie unterstützt, beharrlich seinen Weg zu gehen und die Schönheiten des Lebens wahrzunehmen.
- Nr. 33 Marcocarpa: Äußern sich Erschöpfung sowie Abgespanntheit intensiv, dann kann diese Blüte dazu beitragen, die eigene Stärke wiederzuentdecken. Müdigkeit soll in Ausdauer übergehen und Begeisterung das Gefühl, ausgelaugt zu sein, positivieren.
- Nr. 38 Old Man Banksia: Gesellen sich zu einer ohnehin eher phlegmatischen Persönlichkeit noch Müdigkeit und Frustration, dann ist Blüte Nr. 38 ein sinnvoller Zugang. Sie hilft, sich mit neuer Freude seinen Aufgaben zu widmen, Interesse und die eigene Begeisterung für das Leben zu wecken.

Hinweise zu den Busch-Blüten

Das Verfahren zur Auswahl und zur Einnahme der verschiedenen Busch-Blüten entspricht dem für die Bach-Blüten.

Busch-Blüten sind etwas schwieriger zu bekommen als Bach-Blüten. Sie können die Essenzen natürlich im Internet erwerben.

Energie-Tipp

Wenn Sie Ihre optimale Mischung gefunden haben, besorgen Sie sich eine Sprühflasche. Geben Sie eine Tagesdosis Ihrer Bach-Blüten bzw. Busch-Blüten hinein, versehen sie mit einem angenehmen Duft oder einem ätherischen Öl, und sprühen Sie diese Essenz immer wieder um sich herum.

Vitalpilze

Vitalpilze wie Cordyceps und Reishi werden oft zur Unterstützung bei postviraler Müdigkeit eingesetzt. Sie schenken neue Energie und stärken das Immunsystem.

Der gezielte Einsatz von (Vital-)Pilzen zur Förderung des Wohlbefindens kommt aus der Traditionellen Chinesischen Medizin und zählt zu den ältesten und auch wirksamsten komplementärmedizinischen Methoden überhaupt. Seit Jahrtausenden sind die positiven Auswirkungen vieler Pilze auf die menschliche Gesundheit bekannt.

Besonderheiten der Vitalpilze

Pilze enthalten eine Menge Vitamine, Spurenelemente, Ballaststoffe, Mineralstoffe und essenzielle Aminosäuren. Dazu kommen einige Spezialstoffe: Ihre Polysaccharide unterstützen das Immunsystem, fördern den Stoffwechsel und beugen Krebs vor. Ihre Triterpene lindern Stress, Ängste sowie die Sorgenbefindlichkeit und schenken Entspannung. Ihr Adenosin versorgt unsere Zellen mit frischer Kraft und Energie. Ihre Antioxidantien machen freie Radikale unschädlich und schützen vor oxidativem Stress. Faszinierend ist ihre Wirkung auf unsere Immunstärke: Bei der Einnahme lösen Vitalpilze intrazelluläre Reaktionen im menschlichen Körper aus, die unser Immunsystem stärken und vor gefährlichen Viren und Erregern schützen.

Vitalpilze gegen postvirale Müdigkeit

Gegen postvirale Müdigkeit können insbesondere die folgenden Vitalpilze hilfreich sein:

Reishi (Ganoderma lucidum): In Japan und China gilt der Reishi als Symbol für Glück und Unsterblichkeit. Er ist weltweit zu finden, vor allem auf Laubbäumen. In der TCM wird er bei Schlaflosigkeit, Magengeschwüren, Bronchitis, Bluthochdruck, Herz- und Kreislaufkrankheiten, Krebsleiden sowie Nieren- und Gelenkentzündungen eingesetzt. Menschen mit geschwächtem Immunsystem, etwa nach Viruserkrankungen, sprechen sehr positiv auf den Vitalpilz an. Der Reishi spendet Kraft, körperlich wie mental. Er kann Autoimmunerkrankungen abdämpfen, Überreaktionen regulieren, harmonisiert das vegetative sowie das zentrale Nervensystem, beruhigt angespannte Nerven und sorgt für einen erholsamen Schlaf. Der Reishi erhöht die Sauerstoffsättigung des Blutes und verbessert den Allgemeinzustand.

Agaricus (Agaricus blazei murrill): Dieser Vitalpilz wird auch Mandelpilz oder Sonnenpilz genannt. Seine Heimat sind die Regenwälder Brasiliens. Der Verwandte des bei uns verkommenden Champignons besitzt die typische Bilderbuch-Pilzform. Der Agaricus ist ein Immunmodulator, er balanciert und stabilisiert also das Immunsystem, was für Patienten mit Autoimmunerkrankungen und viralen Erkrankungen wichtig ist. Das neu ausbalancierte Immunsystem unterstützt bei Migräne und chronischer sowie postviraler Müdigkeit effektiv, schwächt Allergien und Asthma ab, ebenso Rheuma, Multiple Sklerose und Fibromyalgie. Kein anderer Pilz hat stärker antioxidativ wirkende Enzyme. In Studien hat man erste Hinweise darauf gefunden, dass der Pilz potenziell regulierende Effekte auf die Insulinantwort und den Blutzuckerspiegel hat.

Shiitake (Lentinus edodes): Dieser Pilz zählt nicht nur zu den beliebtesten Speisepilzen weltweit, er überzeugt auch durch sein vielseitiges Wirkungsspektrum auf die menschliche Gesundheit. Ursprünglich zu Hause ist der Shiitake im Fernen Osten, dort siedelt er sich auf Laubbäumen mit hartem Holz an. Er ist dafür bekannt, die Immunabwehr zu stärken, schenkt Kraft und unterstützt die Regeneration bei viralen sowie bakteriellen Erkrankungen und ihren Folgen. Seine Inhaltsstoffe können erhöhten Blutdruck und zu hohe Cholesterinwerte senken und werden auch unterstützend in der Behandlung von Osteoporose und rheumatischen Erkrankungen eingesetzt.

Hericium (Hericium erinaceus): Der Vitalpilz wird auch Igelstachelbart oder Affenkopfpilz genannt. Er ist in Europa, Amerika und Asien beheimatet und wächst auf altem Hartholz, Obst- und Nussbäumen. Hericium bietet hochwertige Mikro- und Makronährstoffe (Kohlenhydrate, Ballaststoffe, Mineralien, Proteine), die Vitamine B_1, B_2, B_3 und B_5 sowie essenzielle Aminosäuren. Er wirkt im Magen-Darm-Trakt Entzündungen entgegen, fördert die Vielfalt der guten Darmbakterien und sorgt für eine positive Darmflora. Der Igelstachelbart wirkt als Stimmungsaufheller und wird im Rahmen von Angsterkrankungen und Depressionen eingesetzt. Eine weitere Besonderheit sind seine Erinacine und Hericenone, die den Nervenwachstumsfaktor NGF stimulieren, der bei der Regeneration nach durch Traumata oder bestimmten Stoffwechselprozessen entstandenen Nervenschädigungen eine bedeutende Rolle einnimmt. Auch scheint er ersten Studien zufolge neuroprotektive und entzündungshemmende Eigenschaften zu besitzen.

Cordyceps (Ophiocordyceps sinensis): Der chinesische Raupenpilz ist dafür bekannt, Kraft zu schenken, Ausdauer zu erhöhen und Willensstärke zu fördern. In der TCM ist er bei Nierenproblemen der Pilz erster Wahl. Die Niere gilt als Speicherplatz unserer Energie, sie ist die Wurzel des Lebens und muss bei Abgeschlagenheit, Energiemangel und Schwäche gestärkt werden. Der Raupenpilz wächst im Himalaya. Er ist antientzündlich, antioxidativ, entgiftend und neuroprotektiv. Der Cordyceps kann Stress lindern. Im Umkehrschluss ist er präventiv gegen chronische Erkrankungen wichtig. Ebenso kann er die Gedächtnisleistung und Konzentrationsfähigkeit von an Burn-out Erkrankten fördern. Mit seiner Fähigkeit, den Blutdruck zu regulieren, den Cholesterinspiegel senken und die Gefäße erweitern zu können, sorgt er für eine verbesserte Durchblutung, die alle Organe erreicht.

Hinweise

Darreichungsformen: Angewendet wird der getrocknete Pilz, sein Extrakt oder Pulver (beides auch in Kapselform), Pilzschrot und Flüssigextrakte.

Einnahme und Dosierung: Hier sollte zwischen akuten und chronischen Beschwerden differenziert werden. Bei Ersteren sollte eine Einnahme 2–3 Wochen lang erfolgen, bei Letzteren 3–6 Monate. Die genaue Dosierung von Vitalpilzen zur Unterstützung bei postviraler Müdigkeit kann variieren, da keine allgemeingültige Empfehlung existiert und es Präparate in unterschiedlichen Dosierungen gibt. Es ist ratsam, einen erfahrenen Mykotherapeuten zu konsultieren, um die optimale Dosierung zu bestimmen.

Qualität: Achten Sie beim Kauf bitte auf hohe Qualität und das Herkunftsland. Leider gibt es viele Produkte am Markt, für die minderwertige Vitalpilze verwendet wurden oder die Verarbeitung an sich minderwertig ist. Zahlreiche Pilze werden inzwischen auch in Österreich, Deutschland und der Schweiz angebaut und verarbeitet.

Achtsame Verwendung: Vitalpilze sind auch Speisepilze. Es sollte beachtet werden, dass manche Pilze blutverdünnend, kaliumanreichernd und entgiftend sein können. Halten Sie daher unbedingt ärztliche Rücksprache.

Homöopathie

Homöopathie ist eine sehr individuelle und dabei sehr verträgliche Therapieform, die bei chronischer Müdigkeit gute Wirkung zeigen kann.

»Ähnliches möge mit Ähnlichem geheilt werden« – so lautet der bekannte Ausspruch von Samuel Hahnemann (1755–1843), dem Begründer der Homöopathie. Gleichzeitig bildet die Aussage auch den Grundgedanken der Homöopathie ab: Um Symptome zu lindern, wendet man Mittel an, die bei entsprechend hoher Dosierung genau diese Beschwerden verursachen. In der Homöopathie werden die genutzten Stoffe stark verdünnt und in entsprechendem Maße verschüttelt. Je nach Anzahl der Schüttelvorgänge entstehen die Potenzierungen (D = lat. *decem*, zehn; C = lat. *centum*, hundert; M = lat. *mille*, tausend etc.). Zur Selbstanwendung empfehlen sich die Potenzen D6 und D12, da sie tief wirken und dennoch sanft genug für den Hausgebrauch sind.

Bewährte homöopathische Mittel bei Müdigkeit

Arsenicum album (weißes Arsenik): Das Mittel wird bei Erschöpfung und Müdigkeit aufgrund von Erkrankungen und Infekten eingesetzt. Auch bei Nervenbeschwerden, Erkrankungen von Magen-Darm-Trakt und Atemwegen sowie bei seelischem Ungleichgewicht ist Arsenicum album angezeigt.

Leitsymptome: Menschen, für die das Mittel wohltuend wirken kann, kennzeichnet ein Gefühl der Überlastung bereits bei geringer Anstrengung. Innere Unruhe, Angstgefühle, Nervenschmerzen, starkes Durstgefühl und Neigung zu Gewichtsabnahme im Rahmen der Erschöpfung sind charakteristisch.

Calcium phosphoricum (Calciumphosphat): Das Mittel eignet sich vor allem bei Kindern, auch bei Müdigkeit und Erschöpfung nach durchgemachten Virusinfektionen. Damit einhergehende Abwehrschwäche, Erkrankungen der Atemwege und des Magen-Darm-Traktes sind weitere Anwendungsgebiete.

Leitsymptome: Menschen, die das Mittel benötigen, können erschöpfungsbedingte Kopfschmerzen und Konzentrationsblockaden aufweisen. Calcium phosphoricum unterstützt die Selbstheilungskräfte bei Knochenbrüchen und gleicht Wachstumsschmerzen bei Kindern und Jugendlichen aus.

Gelsemium (Gelber Jasmin): Gelsemium eignet sich nach durchgemachten Viruserkrankungen und damit verbundenen Atemwegsbeschwerden. Auch damit im Zusammenhang stehende seelische Beschwerden sowie Nervenlähmungen zählen zu seinem komplementären Anwendungsgebiet.

Leitsymptome: Die angezeigten Erschöpfungszustände stehen mit Zittern, Gefühlen von Benommenheit und Schwäche in Verbindung. Man fühlt sich wie betäubt, energielos, friert stark und nimmt Schwindel wahr. Häufig driftet man ins Tagträumen ab und der Fokus auf die notwendigen Aufgaben geht verloren. Kopfschmerzen sowie vom Nacken fortwandernde lähmungsähnliche Beschwerden können charakteristisch sein.

Kalium carbonicum (Kaliumkarbonat): Müdigkeit, Erschöpfung sowie mangelhafte Leistungsfähigkeit in Kombination mit vermehrtem Schwitzen sind hier angezeigt und können einhergehen mit seelischen Beschwerden und Erkrankungen des Herz-Kreislauf-Systems.

Leitsymptome: Menschen mit sehr starkem Pflichtbewusstsein, die sich sehr verletzlich fühlen, ein enormes Wärmebedürfnis aufweisen und Energieabfall nachts feststellen, können auf dieses Mittel gut ansprechen. Kälte und Luftzug verschlimmern die Symptomatik.

Kalium phosphoricum (Kaliumphosphat): Bei Erschöpfungszuständen, die mit seelischen Beschwerden und Auswirkungen aufs Verdauungssystem zusammenhängen und so Müdigkein fördern, ist Kalium phosphoricum angesagt.

Leitsymptome: Das Schwächegefühl intensiviert sich nach geistiger Anstrengung bzw. Arbeit und bei Sorgen oder Aufregungen jeglicher Art. In den Morgenstunden und bei Föhnwetter verstärkt sich die Müdigkeit. Die Symptome bessern sich bei Ruhe und Wärme, wenn Kalium phosphoricum das Mittel der Wahl ist. Charakteristisch sind Vergesslichkeit, den Aufgaben nicht mehr gewachsen zu sein, fehlende Konzentration und Ängste.

Sepia (Tintenfisch): Wenn virale Infekte zu dauerhafter Müdigkeit führen, so können seelische Konflikte die Folge sein. Hier kommt Sepia zum Einsatz. Damit einhergehende hormonelle Dysbalancen und Beschwerden des Bewegungstraktes können in das hier angezeigte Beschwerdebild hineinfallen.

Leitsymptome: Sepia unterstützt dort, wo Menschen gefühlt alles zu viel wird, sich aufgrund von Erschöpfung und Überforderung eine Gleichgültigkeit gegenüber geliebten Menschen und Hobbys einstellt. Kälte, Nässe und wechselnde Wetterbedingungen verschlimmern die Symptome, und körperliche Aktivität verbessert diese, wenn Sepia angeraten ist.

Silicea (Kieselsäure): Kieselsäure kann bei entzündlichen Prozessen Anwendung finden, bei Augen, Ohren und damit einhergehenden Schwächegefühlen. Auch Erkrankungen der Atemwege und des Bewegungsapparates bei wiederholter Infektanfälligkeit mit Müdigkeit sind Anwendungsbereiche.

Leitsymptome: Menschen, denen dieses Mittel entspricht, leiden häufig unter Zerstreutheit und empfinden Ihnen gestellte Aufgaben als belastend. Jähzorn, starke Reaktionen auf Widerspruch und mangelndes Selbstvertrauen sind Teil der Charakteristik. Selbstzweifel können belastend wahrgenommen werden. Chronische Entzündungen mit der Folge von Müdigkeit können Nachwirkungen sein.

Hinweise

In diesem Kapitel möchten wir deutlich darauf hinweisen, dass die Homöopathie kein Ersatz für die medizinische Abklärung in ernsten Fällen darstellt. Im Zweifelsfall wenden Sie sich bitte an Ihren Arzt.

Die vorgestellten Mittel bilden sehr komplexe Symptombilder ab, weshalb es ratsam ist, sich Anregungen von in der Homöopathie ausgebildeten Therapeut*innen einzuholen. Diese können dann aufgrund einer ausführlichen Anamnese eine exaktere Mittelwahl für Sie vornehmen.

Wir haben bewusst keine Dosierungsempfehlungen angefügt, da diese individuell auf Ihr Beschwerdebild abgestimmt werden sollten. Sprechen Sie dies bitte mit Fachkundigen ab.

Homöopathische Mittel erhalten Sie in drei Darreichungsformen: Globuli, Tabletten und Dilutionen (alkoholische Tropfen). Empfehlungen für die beste Form geben Ihnen Fachkundige.

Farben und Farblicht

Holen Sie sich mehr Licht und Farbe ins Leben – für Körper, Geist und Seele!

Farben stehen für das Leben und seine Vielseitigkeit. Dementsprechend sollten sie auch bei postviraler Müdigkeit nicht vergessen werden. Vor allem in den Wintermonaten oder auch schon im Herbst mit Beginn der Nebelzeit verändert sich bei vielen Menschen die Stimmung, das Wetter schlägt uns sozusagen aufs Gemüt. Es wird dann nicht nur deutlich weniger Vitamin D produziert, sondern auch Stoffwechselprozesse und diverse Organaktivitäten werden heruntergefahren. Hier kann eine gezielte Chromotherapie (Farbtherapie) helfen. Wird diese mit Licht kombiniert, so können Körper, Geist und Seele die entsprechenden Farbimpulse noch intensiver aufnehmen. Bei postviraler Müdigkeit und Erschöpfung eignen sich besonders die nachfolgenden Farben.

Weiß: Genauso wie Schwarz stellt Weiß im Grunde genommen keine Farbe dar, ist allerdings in der Chromo- und Lichttherapie ein reinigender und klärender Faktor – sowohl körperlich als auch geistig. Weiß steht für Unschuld und Klarheit im Denken, Fühlen und Handeln.

Grün: Ausgleich, Harmonisierung, Regeneration und Hoffnung sind die Themen der Farbe. Sie steht auch für die Gesundheit, das Immunsystem und die Kräfte der Natur. Grün soll die Abläufe des Körpers ins Gleichgewicht bringen und den Geist zentrieren.

Braun: Die Verbundenheit zur Erde, Stabilität und Sicherheit sind hier zentral. Wir assoziieren mit Braun Genuss (Kaffee, Schokolade etc.). Wärmende Anteile (von Rot und Orange) spielen in diese Charakteristik hinein. Braun ist durch den erdigen Ursprung jedoch ruhiger und bodenständiger.

Violett: Dieser Farbe können Konzentration, Spiritualität und geistige Themen zugeordnet werden. Violett weist beruhigende (Blauanteile) und aktivierende Eigenschaften (Rotanteile) auf. Daher ist sie ideal, Differenzen im Energiehaushalt auszugleichen und neue Kraft aufzubauen.

Rot: Rot steht für Wärme, Aktivität, Dynamik, Energie. Nicht umsonst ist unser Blut (aufgrund des Farbstoffes Hämoglobin und bedingt durch dessen Eisengehalt) rot. Rot soll zur Intensivierung der Leistungsfähigkeit beitragen und steht auch für Leidenschaft.

Orange: Leichtigkeit und Freude kennzeichnen die Farbe Orange, die zu den warmen Farben zählt, jedoch nicht so stark aktivierend einzustufen ist wie Rot.

Gelb: Geringe wärmende und Energie gebende Anteile werden Gelb zugeschrieben, wobei ihr Schwerpunkt im Bereich der positiven Energie, Erhellung und Lebenslust liegt. Die Sonne als Lebensquelle ist der Inbegriff von Gelb, weshalb die Farbe auch für gute Laune steht und die Körpervorgänge positiv unterstützen kann.

Farbeinsatz im Alltag

Farben bestimmten unseren Alltag und sagen viel über unseren Gemütszustand aus. Beobachten Sie sich beispielsweise morgens bei der Kleiderauswahl: Diese läuft zwar häufig unbewusst ab, ist aber dennoch mit der Überlegung verbunden, welche Farben unsere jeweilige Stimmung am besten unterstreichen. Wenn Sie Farben nun bewusst einsetzen, um vitaler, wacher und frischer durch den Tag zu gehen, können Sie ihre Ausstrahlung stärken und auch Ihre Selbstwahrnehmung verändern.

Dazu einige praktische Tipps:

- Entwickeln Sie Ihren Farbstil: Wenn Sie oft erschöpft und müde sind, können Rot-, Braun-, Gelb- oder Orange-Akzente Ihre Energie ankurbeln. Versuchen Sie, Ihre Kleidung (soweit möglich) einheitlich abzustimmen. Natürlich sollen Sie sich wohlfühlen und Ihr Stil muss auch Ihrem Arbeitsplatz entsprechen. Kombinationen aus Grün- und Braun-Tönen können eine optimale Mischung aus leicht-aktivierenden sowie harmonisierenden Impulsen sein. Auch Weiß und Violett können gemeinsam ausdrucksstarke Farbakzente setzen.
- Gestalten Sie Ihre eigenen vier Wände: Auch dort, wo sie sich viel aufhalten, können Sie Farben nutzen. Sie müssen keineswegs ein komplettes Zimmer in einer Farbe einrichten, es reicht auch schon ein kleinerer Bereich, z. B. ein orangefarbenes Sofa mit orangefarbenen Kissen und Decken. Ganz bewusst ge-

Energie-Tipp

Gönnen Sie sich doch einmal ein entspannendes oder ein aktivierendes Kräuter-Farbenbad – geben Sie zum Beispiel ein paar Tropfen ätherisches Lavendelöl (Violett) ins Wasser und richten Sie eine Farblampe auf sich, während Sie sich in der Badewanne entspannen. Achten Sie darauf, dass die Lampe nicht ins Wasser fallen kann!

nutzte farbige Gegenstände bei der Arbeit und zu Hause können Ihre Energie heben. Eine gelbe Smartphone-Hülle, ein roter Kugelschreiber, eine braune Handtasche können Beispiele dafür sein, wie Farben ihre Wirkung entfalten können.

- Nutzen Sie die Farben von Pflanzen und Lebensmitteln: Über die Ernährung kann die Kraft der Farben Ihr Wohlbefinden ganz natürlich fördern.

Kombination von Farben und Licht

Inzwischen existieren viele Möglichkeiten, Farben durch Lichtimpulse nutzbar zu machen. Gesundheits- und Wärmekabinen sowie Saunen bieten spezielle Farblichteinrichtungen an, um nicht nur die Entspannung zu fördern, sondern auch Körper, Geist und Seele unterstützende Frequenzen zugänglich zu machen. Farblichter können noch gezielter wirken, wenn eine gewisse Zeit mit einer bestimmten Frequenz gearbeitet wird. Viele Zahnärzte wenden inzwischen blaues Licht zur Beruhigung des Zahnfleisches, zur Abschwellung und Entspannung an. Mit Sicherheit ist Ihnen die Anwendung von Infrarotlicht bei Erkältung bekannt.

Übung »Energie durch Farblichter«

Setzen oder legen Sie sich gemütlich hin. Stellen Sie das Handfarblicht beispielsweise auf Braun (alternativ Ocker) ein und bestrahlen Sie Ihren Körper 2 Minuten damit. Wechseln Sie dann auf Weiß und bleiben Sie eine Weile im Kopfbereich. Ziehen Sie dann Ihr T-Shirt/Hemd bzw. Ihre Bluse etwas nach oben und gehen Sie für 2 Minuten mit Weiß über den Bauchraum. Stellen Sie danach Gelb oder Orange ein, sodass die Farbe möglichst große Körperbereiche erreicht. Bewegen Sie 1 Minute lang das Handlicht in sanften Bewegungen über den ganzen Körper. Nutzen Sie nun die Farbe Rot und richten Sie diese 1 Minute auf jede Fußsohle. Gehen Sie von dort aus mit der Farbe einige Male die Beine hoch bis zum Becken, um Energie in Ihre Füße zu transportieren. Abschließend können Sie beispielsweise Grün oder Violett zur Harmonisierung auf die Wirbelsäule richten. Lassen Sie sich hierbei helfen.

Diese Übung dauert 10–15 Minuten und soll optimalerweise direkt nach dem Aufstehen durchgeführt werden.

Meridiane und Akupressur

Die TCM sieht im reibungslosen Ablauf des Meridiansystems einen wichtigen Gesundheitsfaktor. Mittels Akupressur und spezieller Punkte können Sie hier selbst aktiv werden.

Unsere Energieleitbahnen (Meridiane) zählen zu den elementaren Aspekten der TCM. Auf ihnen liegt nicht nur ein ganzes Netz aus Punkten, die in der Akupunktur genadelt werden. Die Akupressur bietet eine einfach manuelle Methode, um entsprechende Meridiane bzw. Meridianpunkte in Bezug auf Müdigkeit zu stärken.

Jeder Meridian ist beidseits auffindbar, hat bestimmte Aufgaben, weist einen Anfangspunkt und einen Endpunkt auf und unterliegt im Sinne des Tagesablaufes bestimmten Uhrzeiten, zu denen er seine höchste Energie (aktive Phase) bzw. seine niedrigste Energie (passive Phase) hat. Dies spielt sich nach der Organuhr ab. An ihr können Sie für sich ablesen, zu welchen Tageszeiten Sie besonders müde und erschöpft sind. Vielleicht bräuchte ein bestimmter Meridian mehr oder weniger Energie. Dies können Sie dann in die Wege leiten.

Akupressur für die Meridiane

Akupressur ist ein TCM-Verfahren, das das Wissen über die Meridiane und der auf ihnen liegenden Punkte für die Gesundheit nutzt. Diese können, wennn Sie darauf drücken und dann das Gewebe im Uhrzeigersinn kreisend bewegen, aktiviert, und gegen den Uhrzeigersinn entspannt werden. Die Tabelle ab Seite 104 gibt Ihnen einen Überblick über die 12 Hauptmeridiane sowie deren Anfangs- und Endpunkte. Um dem jeweiligen Me-

Die Meridiane im Körper

Bezeichnung	Überblick	Anfangs-/Endpunkt	Organuhr
Lebermeridian	**Themen:** Energiehaushalt Entgiftung, auch geistig **Störungen:** mangelnder Antrieb Ungeduld, Jähzorn Anspannung	innerer Nagelwinkel der Großzehe (Le1) 6. Zwischenrippenraum mittig (Le14)	aktiv: 1–3 Uhr passiv: 13–15 Uhr
Lungenmeridian	**Themen:** Kräfte sammeln Abgrenzung **Störungen:** Vitalitätsverlust Immunschwäche Kontaktprobleme	1. Zwischenrippenraum, 6 Fingerbreit von der Mitte entfernt (Lu1) äußerer Nagelfalzwinkel des Daumens (Lu11)	aktiv: 3–5 Uhr passiv: 15–17 Uhr
Dickdarm-meridian	**Themen:** Loslassen, auch körperlich Leben nach Rhythmen **Störungen:** Schuldgefühle Festhalten an Vergangenem Blähungen, Verstopfungen	daumenseitiger Nagelfalzwinkel des Zeigefingers (Di1) Vertiefung am seitlichen Nasenflügel (Di20)	aktiv: 5–7 Uhr passiv: 17–19 Uhr
Magenmeridian	**Themen:** Verdauung, auch geistig Überforderung **Störungen:** Spannungen im Kiefer Völlegefühl, Übelkeit fehlende Disziplin	mittig am Knochen unterhalb des Auges (Ma1) Nagelfalzwinkel 2. Zehe in Richtung 3. Zehe (Ma45)	aktiv: 7–9 Uhr passiv: 19–21 Uhr
Milz-Pankreas-Meridian	**Themen:** Verarbeitung, Aufnahme gesundes Mitgefühl **Störungen:** Neigung zu Übergewicht Grübeleien Konzentrationsprobleme	äußerer Nagelfalzwinkel der Großzehe (MP1) 6. Zwischenrippenraum senkrecht unterhalb der Achsel (MP21)	aktiv: 9–11 Uhr passiv: 21–23 Uhr

Bezeichnung	Überblick	Anfangs-/Endpunkt	Organuhr
Herzmeridian	**Themen:** Kommunikation, Gefühl Beziehungen **Störungen:** Schlafprobleme Herz-Kreislauf-probleme fehlende Lebensfreude	Achselhöhle (He1) ringfingerseitiger Nagelfalzwinkel des Kleinfingers (He9)	aktiv: 11–13 Uhr passiv: 23–1 Uhr
Dünndarm-meridian	**Themen:** Wertevermittlung Bedürfnisse **Störungen:** Unverträglichkeiten Prioritätsprobleme Unsicherheit	äußerer Nagelfalzwinkel des Kleinfingers (Dü1) Vertiefung vor dem Ohr (Dü19)	aktiv: 13–15 Uhr passiv: 1–3 Uhr
Blasenmeridian	**Themen:** Selbstvertrauen Leben der eigenen Stärken **Störungen:** Blasenprobleme Entspannungsprobleme Rückenbeschwerden	innerer Augenwinkel (Bl1) äußerer Nagelfalzwinkel der Kleinzehe (Bl67)	aktiv: 15–17 Uhr passiv: 3–5 Uhr
Nierenmeridian	**Themen:** Fortpflanzung, Sexualität Harmonie, Gleichgewicht **Störungen:** Ängstlichkeit, Zweifel frühes Altern fehlende Energie	Mitte der Fußsohle (Ni1) kugelförmiges Ende des Schlüsselbeines unterhalb des Kehlkopfes (Ni27)	aktiv: 17–19 Uhr passiv: 5–7 Uhr
Perikard-meridian	**Themen:** Wirtschaften mit den Kräften Schutz für sein Inneres **Störungen:** Übersensibilität Blutdruckthemen Probleme mit Nähe	ein Fingerbreit außerhalb der Brustwarze (P1) Spitze des Mittelfingers (P9)	aktiv: 19–21 Uhr passiv: 7–9 Uhr

Bezeichnung	Überblick	Anfangs-/Endpunkt	Organuhr
Dreifach-Erwärmer-Meridian	**Themen:** Vernetzung Körper und Geist Kräfteverteilung **Störungen:** Immunregulation Temperaturregulation Verbindungen zu anderen	Nagelfalzwinkel des Ringfingers in Richtung Kleinfinger (3E1) äußerer Rand der Augenbraue (3E23)	aktiv: 21–23 Uhr passiv: 9–11 Uhr
Gallenblasen-meridian	**Themen:** Zeitmanagement Umsetzungsfähigkeit **Störungen:** Überlastung Fettverdauung Entscheidungsprobleme	ein halber Fingerbreit neben dem äußeren Augenwinkel (Gl1) Nagelfalzwinkel der 4. Zehe in Richtung Kleinzehe (Gl43)	aktiv: 23–1 Uhr passiv: 11–13 Uhr

ridian Gutes zu tun, können Sie während seiner höchsten oder niedrigsten Energie mithilfe folgender Akupressurpunkte positiv auf ihn einwirken:

Lebermeridian: Klopfen Sie leicht mit dem Fingernagel auf Le1 (siehe Tabelle Seite 104), um Schwindel und Belastungen der Leber in Form von Müdigkeit zu lösen.

Lungenmeridian: Lu7 befindet sich zwei daumenbreit unterhalb der Handgelenksfalte am Unterarm, senkrecht vom Daumen nach unten. Der Punkt kann die Stimmung bessern und öffnet die oberen Atemwege.

Dickdarmmeridian: Di4 liegt im Hautfaltendreieck zwischen Daumen und Zeigefinger, an der höchsten Stelle des Wulstes, wenn man Daumen und Zeigefinger zusammenlegt. Er kann Krämpfe und Verstopfungen in Darm, Nase und Haut lösen sowie die Energie zurückhalten. Drücken Sie diesen Punkt 2–3 Minuten lang konstant.

Magenmeridian: Zur ganzheitlichen Stärkung des Körpers eignet sich Ma36, zu finden eine Handbreit unterhalb der Kniescheibe an der Außenseite des Schienbeines. Kreisen Sie hier 3–5 Minuten im Uhrzeigersinn.

Milz-Pankreas-Meridian: MP3 finden Sie an der Fußinnenseite des Großzehengrundgelenkes. Seine den Stoffwechsel anregende Eigenschaft bringt neue Energie, indem Sie den Punkt 2–3 Minuten lang reiben.

Herzmeridian: He8 befindet sich zwischen dem 4. und 5. Mittelhandknochen. Bei geschlossener Faust zeigt die Kleinfingerspitze zum Punkt. Bearbeiten Sie diesen Punkt gegen den Uhrzeigersinn zur Beruhigung und für mehr Energie.

Dünndarmmeridian: Dü5 liegt an der Außenseite des Handgelenkes, direkt unterhalb des Handknöchels. Seine wärmenden und stärkenden Eigenschaften werden mittags durch Reiben (3–5 Minuten) aktiviert.

Blasenmeridian: Bl10 löst Blockaden im ganzen Meridiansystem und Spannungen im Schulter-Nacken-Bereich. Er befindet sich am Haaransatz, seitlich des tastbaren Trapezmuskels, etwas unterhalb des Hinterhauptrands (2–3 Minuten drücken).

Nierenmeridian: Drücken Sie während der Nierenzeit 3–5 Minuten den Punkt Ni1 in der Mitte der Fußsohle, in einer Vertiefung zwischen dem Ballen des großen Zehs und dem Zehenballen daneben, um das Nierenfeuer zu aktivieren.

Perikardmeridian: Für mehr Lebensenergie und -freude kreisen Sie auf der Mitte der Handfläche am Punkt P8.

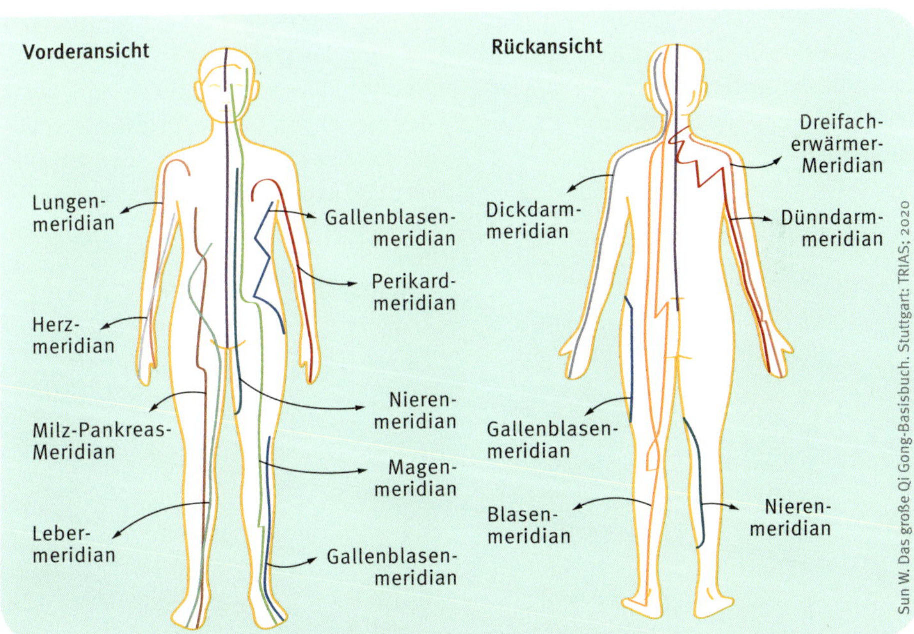

Sun W. Das große Qi Gong-Basisbuch. Stuttgart: TRIAS; 2020

Dreifacherwärmer-Meridian: 3E3 befindet sich drei daumenbreit unterhalb der Handgelenksfalte an der Außenseite des Unterarmes. Kreisen Sie 3–5 Minuten im Uhrzeigersinn, um mehr Energie in den Unterleib zu bringen.

Gallenblasenmeridian: Kreisen Sie anregend 3–5 Minuten Gl 20 (in der Vertiefung zwischen Ohr und Nacken), bei Erkältung und zur Klärung des Geistes.

Spezielle Akupressurpunkte

Neben den unter den Meridianen genannten Punkten möchten wir Ihnen noch weitere, speziell auf das Thema Erschöpfung ausgelegte nennen:

Taiyang (Extrapunkt HN5): Dieser liegt im Grübchen an den Schläfen. Führen Sie beidseitig kreisende Bewegungen durch (20-mal).

Yin Tang: Massieren Sie die Mitte der Augenbrauen 20-mal im Uhrzeigersinn.

Herz 7: Tasten Sie die Handgelenksfalte von der Daumenseite bis zum Kleinfinger, bis Sie den vorstehenden Knochen spüren, wo die Hand in den Unterarm übergeht. Drücken Sie mit dem Daumen der anderen Hand sanft hinein und kreisen Sie 20-mal im Uhrzeigersinn, bevor Sie zur anderen Hand wechseln.

Milz-Pankreas 6: Sie finden diesen Punkt an der Innenseite des Unterschenkels, vier fingerbreit oberhalb des Knöchels. Kreisen Sie je Seite 20-mal im Uhrzeigersinn mit dem Daumen oder Zeigefinger.

Leber 3: Der Punkt liegt am Fußrücken, am Ende der Vertiefung zwischen dem großen und dem zweiten Zeh, dort, wo sich die Sehnen treffen. Drücken Sie mit einem Massagestäbchen oder einem Fingernagel in den Punkt hinein. Alternativ können Sie 20-mal im Uhrzeigersinn kreisen.

Bewegung: na klar – aber mit Bedacht!

Sport bei postviraler Müdigkeit ist oft nicht möglich – trotzdem gibt es Möglichkeiten für sanfte Aktivierung.

Postvirale Müdigkeit betrifft Körper, Geist und Seele gleichermaßen. Man fühlt sich schwach, müde und erschöpft. Dennoch braucht der Körper Bewegung. Gerade aber bei postviraler Müdigkeit, ME/CFS oder Long/Post-COVID sollte körperliche Aktivität von entsprechend ausgebildeten Bewegungs- und Sporttherapeuten begleitet werden, um eine post-exertionelle Malaise (PEM) zu vermeiden, die eine unmittelbare oder zeitverzögerte Verschlechterung von Symptomen, die bereits nach geringfügiger körperlicher und/oder geistiger Belastung eintreten kann. Aus diesem Grund möchten wir Sie in diesem Kapitel sanft an Grundüberlegungen für eine individuelle Bewegung heranführen und Ihnen Übungen verschiedener Intensität bieten.

Pacing

Pacing ist für alle, die an postviraler Erschöpfung leiden, ein wichtiger Begriff. Es bedeutet:

- Finden Sie heraus, wie viel Bewegung Sie vertragen, ohne dass es Ihnen danach schlechter geht. Machen Sie also frühzeitig Pausen, bevor Erschöpfung einsetzt.
- Meiden Sie ruckartige oder plötzliche Anstrengung.
- Achten Sie auf Warnsignale, wie Schwindel, Zittern etc.
- Übertreiben Sie es an guten Tagen nicht, auch wenn Sie sich besser fühlen.
- Nach jeder Aktivität sind ausreichende Erholungsphasen wichtig.

Bewegung im Alltag

Hier ein paar einfache Ideen, wie man trotz postviraler Erschöpfung auch im Alltag aktiver werden kann:

Leichte Gartenarbeit: Warum nicht ein paar Kräuter oder Sommerblumen in Töpfe pflanzen? Später kann man sich dann über einen duftenden Blumenstrauß freuen oder mit den Kräutern gesunde und leckere Gerichte kochen.

Bewegung zu Musik: Bei einem coolen Reggae-Song beispielsweise muss man ja einfach im Takt dazu wippen, ob im Stehen oder auch einfach nur auf dem Sofa oder einem Stuhl. Es reicht auch schon, nur mit den Füßen auf den Boden zu tippen oder die Hände zur Musik zu bewegen. Wenn schon etwas mehr Bewegung möglich ist, warum nicht auch mal wieder die Luftgitarre auspacken?

Raus aus dem Kopf! Vom Fenster oder Balkon aus Vögel oder Insekten beobachten, aktiv nach ihnen suchen und einzelne Arten zählen oder Vogelstimmen identifizieren lässt uns aus dem Gedankenkarussell aussteigen, trainiert die Aufmerksamkeit und Konzentration, und es entspannt. Bei jeder kleinen Entdeckung wird außerdem das Belohnungssystem unseres Gehirns aktiviert und Dopamin wird ausgeschüttet. Das macht zufrieden!

Stretching: Einfache und leichte Dehnübungen sind eine Wohltat für den Körper, ob mit chronischer Erschöpfung oder nicht. Auch leichtes Gelenkkreisen kann schon Verspannungen lösen und so zu mehr Wohlbefinden beitragen.

Überlegen Sie einfach mal, was Ihnen Spaß machen würde. Sicherlich haben Sie noch weitere Ideen!

Einfache Kräftigungsübungen

Die Übungen (Seite 112) sind bewusst einfach gehalten, um den Körper sanft zu aktivieren, ohne ihn zu überfordern. Denken Sie aber auch hier wieder an das Pacing! Sie können die Übungen auch öfter wiederholen, aber dabei bitte nicht ans Limit gehen.

Wichtig: Hören Sie sofort mit der Übung auf, sollten sich Kreislaufprobleme oder Schwäche zeigen.

Mentale Bewegungsübungen

Mentales Üben, auch motorische Vorstellung oder kinästhetische Imagination genannt, ist eine wissenschaftlich belegte Methode, die Spitzensportler oder Berufsmusiker nutzen, um Bewegungsabläufe zu trainieren oder ein Musikinstrument zu üben, ohne dies tatsächlich auszuführen – die Bewegung wird nur in der Vorstellung durchgespielt. Auch in der Rehabilitation macht man sich das zunutze.

Das Gehirn unterscheidet nämlich nicht zwischen echter und vorgestellter Bewegung. Wenn Sie sich also eine Bewegung vorstellen, sie visualisieren, werden die gleichen motorischen Areale im Gehirn aktiv wie bei der »echten« Durchführung. Der Vorteil dabei ist, dass Muskelverbindungen erhalten bleiben, was besonders für Menschen mit postviraler Erschöpfung interessant ist.

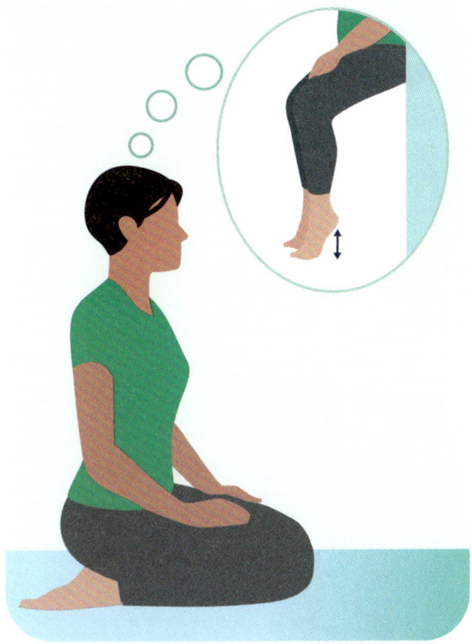

Übungsbeispiel: Wandhocke visualisieren

Selbst wenn Sie im Bett liegen und sich nur vorstellen, wie Sie in die Wandhocke gehen, kann das eine sanfte Muskelaktivierung auslösen. Das Gehirn sendet Signale an die Muskeln, die dadurch »vorbereitet« werden, ohne dass eine tatsächliche Belastung stattfindet. Versuchen Sie, sich die Bewegungen so genau wie möglich vorzustellen, sie fast schon zu fühlen. Je genauere Informationen Sie Ihrem Gehirn geben, umso größer der Effekt. Mentales Üben ist also nicht nur eine Ersatzlösung, sondern eine wissenschaftlich fundierte Methode.

Sanftes Bauchmuskeltraining

» Diese Übung aktiviert sanft die tief liegende Bauchmuskulatur, sie fördert die Zwerchfellatmung und stabilisiert den Körper.

A Basisübung

- Winkeln Sie in Rückenlage die hüftbreit gesetzten Beine leicht an. Hände liegen seitlich am Körper oder auf dem Bauch, Kiefer und Schultern bleiben locker.
- Ziehen Sie beim Ausatmen den Bauchnabel ohne Kraftaufwand Richtung Wirbelsäule.
- Atmen Sie nun wieder ein und entspannen Sie den Bauchnabel.

B Mittelschwere Variante

- Aktivieren Sie beim Ausatmen leicht die tiefen Bauchmuskeln, indem Sie sich vorstellen, Sie würden ganz sanft einen Reißverschluss schließen.
- Halten Sie die Position 1–2 Sekunden lang und entspannen Sie dann wieder.
- optional: Drücken Sie beim Ausatmen mit den Fingern leicht auf den unteren Bauch, um die Aktivierung zu spüren.
- Wichtig: Keine Spannung in Brust oder Schultern aufbauen!

C Für Fortgeschrittene

- Ziehen Sie beim Ausatmen sanft den Bauchnabel nach innen Richtung Wirbelsäule und richten Sie dabei das Becken ganz leicht auf, indem Sie das Gesäß etwas anspannen und dadurch die Beckenspitzen Richtung Kopf ziehen (nur minimal).
- Beim Einatmen entspannen Sie wieder und bringen das Becken in die neutrale Position zurück.
- optional: Wenn es geht, können Sie beim Ausatmen sanft einen Fuß wenige Zentimeter vom Boden lösen.

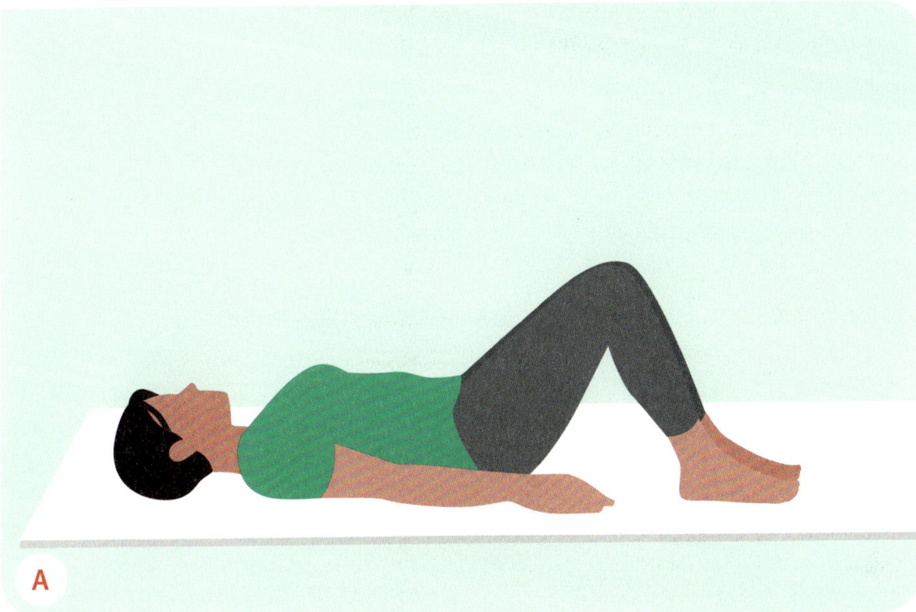

VARIATIONEN

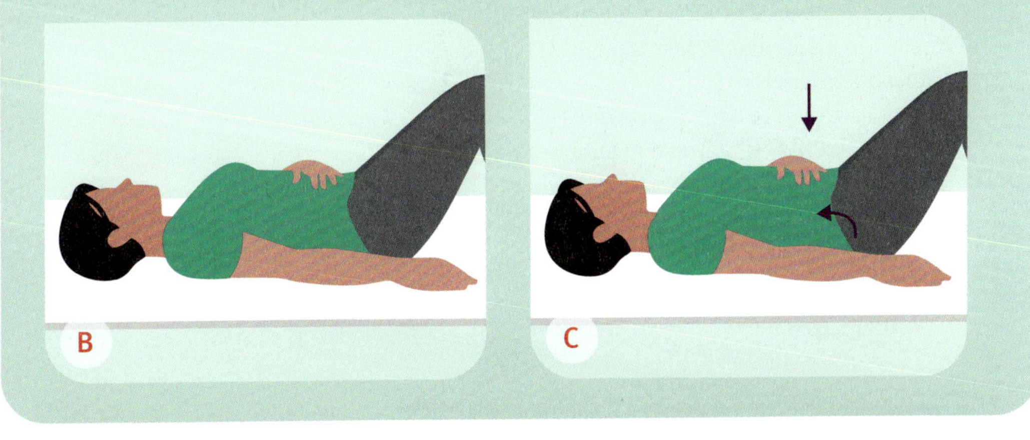

Sanfte Rückenaktivierung

» Mit dieser Übung können Sie effektiv, aber sanft den oberen Rücken und Ihren Schultergürtel aktivieren, ohne zu große Anstrengung. Arbeiten Sie nicht mit Schwung, sondern führen Sie jede Bewegung langsam und kontrolliert durch.

A Basisübung

- Legen Sie in Bauchlage die Arme nach vorn gestreckt auf den Boden, die Beine bleiben locker, die Füße sind nicht aufgestellt. Die Stirn liegt entweder auf einem kleinen Kissen oder gefaltetem Handtuch, oder legen Sie den Kopf seitlich ab.
- Spannen Sie die Arme nun sanft an, als wollten Sie sie anheben – ohne es zu tun!
- Halten Sie diese Spannung für 1–2 Sekunden und lassen Sie dann wieder bewusst locker.
- optional: Bauen Sie die Spannung nur in einem Arm auf, während der andere entspannt bleibt.

B Mittelschwere Variante

- Heben Sie einen Arm wenige Zentimeter vom Boden und legen Sie ihn danach wieder ab.
- Nun ist der andere Arm dran: Machen Sie ein paar Wiederholungen, aber immer mit Pause dazwischen.

C Für Fortgeschrittene

- Heben Sie einen Arm einige Zentimeter vom Boden ab, halten Sie die Position für einige Sekunden und legen Sie den Arm wieder ab.
- Führen Sie die Bewegung nun mit dem anderen Arm durch, ohne Pause dazwischen.
- Versuchen Sie, während der Übung ruhig weiterzuatmen, keinesfalls die Luft anhalten. Sie können sich auch vorstellen, eine Feder oder ein Blatt ganz sanft in der Luft zu bewegen – das hilft, Verspannungen zu vermeiden und macht die Bewegung angenehmer.

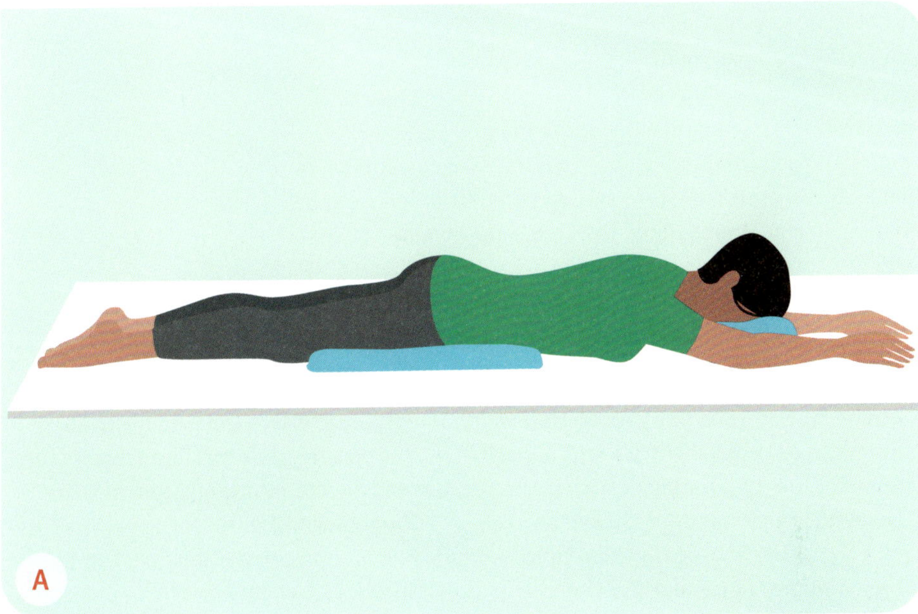

VARIATIONEN

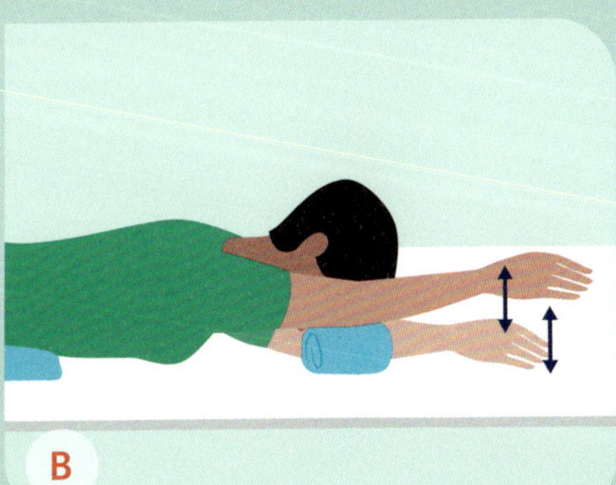

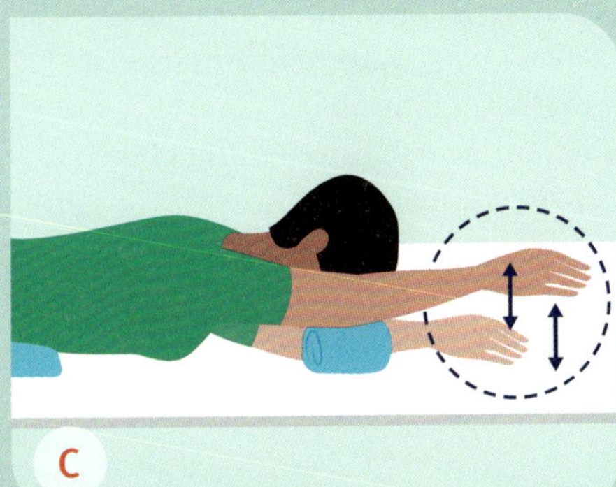

Wandhocke

›› Mit der Wandhocke können Sie auf sanfte und gelenkschonende Weise Beine, Po und Rumpfmuskulatur aktivieren. Wählen Sie je nach Tagesform aus den drei Varianten, so vermeiden Sie eine Überlastung. Bei Kreislaufproblemen oder POTS (posturales orthostatisches Tachykardie-Syndrom) sollten Sie diese Übung bitte nicht durchführen.

A Basisübung

- Atmen Sie während der ganzen Übung bitte immer ruhig, nicht die Luft anhalten oder in Pressatmung verfallen.
- Lehnen Sie sich mit dem Rücken an eine Wand, stellen Sie die Füße hüftbreit, anfangs nur einige Zentimeter von der Wand entfernt.
- Beugen Sie nun leicht die Knie so weit, wie es angenehm ist und Sie die Position ohne Anstrengung halten können.
- Halten Sie nun die Position für einige Sekunden.

B Mittelschwere Variante

- Gehen Sie leicht in die Knie, ca. 20–30° Beugung.
- Stützen Sie sich mit den Händen auf den Oberschenkeln ab, das spart Kraft.
- Halten Sie nun diese Position für 5–10 Sekunden.

C Für Fortgeschrittene

- Gehen Sie etwas tiefer in die Hocke.
- Wippen Sie sanft mit den Fersen, während Sie die Position halten, um die Durchblutung zu fördern.
- Zum Trainieren der Balance können Sie auch Ihr Gewicht etwas von links nach rechts verlagern.
- Steigern Sie ruhig auch nach und nach die Haltezeit. Denken Sie dabei aber immer an die Pacing-Grundsätze und hören Sie auf, bevor es anstrengend wird. Es sollte kein Muskelzittern oder -brennen auftreten!

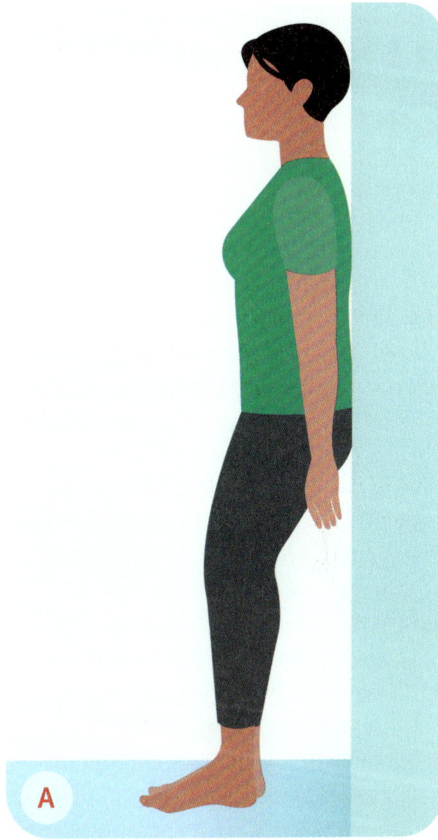

A

VARIATIONEN

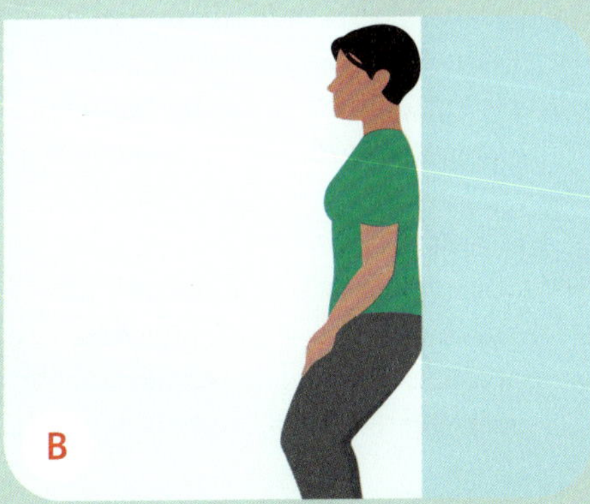

B

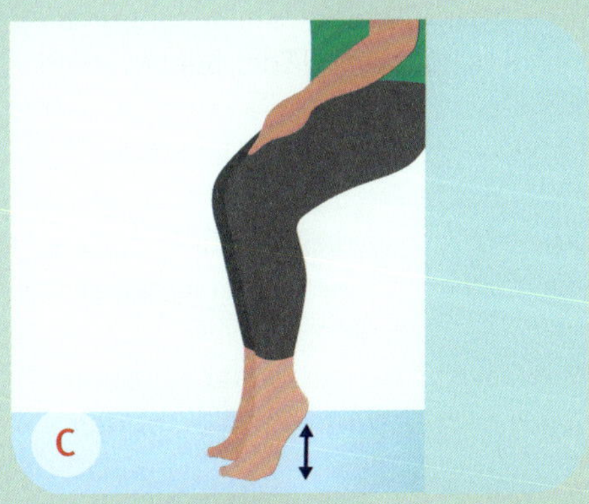

C

Impulse aus der Steinheilkunde

Die farbige und mineralogische Vielfalt von (Halb-)Edelsteinen bietet unterschiedliche praktische Anwendungen, wodurch Sie deren Kräfte auf sich wirken lassen können.

Die Anwendung von Edelsteinen und Halbedelsteinen erfreute sich bereits in der Urgeschichte und bei den Hochkulturen Ägyptens und Babylons großer Beliebtheit. Lange Zeit wurden ihnen magische Kräfte zugeschrieben, und bereits im Mittelalter beschäftigte man sich mit beobachtbaren Unterstützungsmöglichkeiten von Steinen. Einige Erfahrungen dazu lieferte Hildegard von Bingen. Die moderne Steinheilkunde hingegen baut den Einsatz von Edelsteinen auf verschiedenen Faktoren wie Kristallstruktur, Farbgebung, Bildungsprinzipien und die mineralische Zusammensetzung auf. Bei postviraler Müdigkeit und Erschöpfung sind folgende Steine empfehlenswert:

Roter Jaspis: Der Stein steht aufgrund seiner Farbe in enger Verbindung mit Mut, Willens- und Umsetzungskraft, und fördert die Bereitschaft, sich den eigenen Aufgaben zu stellen. Ebenso werden ihm aktivierende und energiefördernde Eigenschaften zugeschrieben.

Bergkristall: Dieser durchsichtige, reine Stein zählt zu den bekanntesten überhaupt und war schon bei den Kelten und Germanen beliebt. Das Hervorbringen von Lösungen und die Förderung geistiger Klarheit sind seine Themen. Auch Klärung und Reinigung von belastenden Informationen werden dem Bergkristall zugeordnet.

Heliotrop: Der griechische Name bedeutet »Sonnenwender«. Einige Einsatzgebiete wurden schon in der Antike aufgeschrieben. Der Heliotrop kann Ausgleich bei emotional erschöpfenden Themen bringen. Bei Müdigkeit kann er vitalisierende Impulse setzen und fördert die geistige Regheit.

Rubin: Der Name kommt von lateinisch »rubeus« für rot. Dieser Stein ist einerseits ein kostbarer Schmuckstein, verfügt aber selbst in geringerer Reinheit über einige hilfreiche Eigenschaften. Er kann Schwung und Bewegung in den Alltag sowie Motivation und Freude für das tägliche Tun bringen. Auch aktive Sexualität, Leben, Wärme und Dynamik sind seine Themen.

Türkis: Dieser Stein verdankt seinen Namen der Farbe und der Oxidation von Kupfer. Zu seinen Bereichen zählt Bewusstwerdung, Beendigung von Apathie, Müdigkeit, Erschöpfung und Opferhaltung. Der Türkis kann innere Ruhe und gleichzeitig Wachheit und Handlungsfähigkeit fördern.

Apatit: Der blaugrüne Stein steht für Offenheit, kann den inneren Antrieb unterstützen und belastende Emotionen erleichtern. Apatit kann nach kraftraubenden Aufgaben Ausgleich schaffen, sodass die Energie rasch aufgetankt werden kann. Zudem kühlt er Reizbarkeit und Aggressionen ab.

Purpurit: Da es sich um ein Mangan-Eisen-Phosphat handelt, rührt der Name von seiner Farbe. Der Purpurit ist als Inspirationsquelle, zur Förderung von Bewusstheit und Wachheit sowie zur Mobilisierung von Kraftreserven zu sehen. Belebende Impulse und Aktivierung der Herzenergie sind seine Themen.

Edelsteine in der Anwendung

Edelsteine und Halbedelsteine lassen sich im Alltag sowie zur gesonderten Anwendung bei Müdigkeit und Erschöpfung gut nutzen. Ob Sie diese auf klassischem Weg einsetzen oder aktiv Neues ausprobieren, spielt keine Rolle – Edelsteine sind dazu da, uns mit ihrer Energie zu berühren. Hier lernen Sie einige effektive und einfach handhabbare Techniken dafür aus unserer Praxis kennen.

Edelsteinroller

Viele Edelsteine können Sie als handliche Roller erwerben, mit deren Hilfe Sie Faszien, Gewebe, Lymphbahnen und Meridiane sanft massieren, aktivieren und energetische Blockaden lösen können. Insbesondere den Roten Jaspis, den Bergkristall und den Türkis erhalten Sie als Massageroller. Achten Sie hierbei bitte auf optimale Steinqualität.

Übung »Augenmüdigkeit«

Nutzen Sie hierzu einen Bergkristall-Massageroller (zur Klärung) oder einen aus Türkis (Frische). Letzteren können Sie mit einem Roller aus Rotem Jaspis kombinieren. Beginnen Sie, mit dem Bergkristall-Roller sanft auf einer Seite, von der Nasenwurzel ausgehend, die Augenbraue einige Male auszustreichen. Wiederholen Sie den Vorgang auf der anderen Seite, bevor Sie vorsichtige Streichbewegungen vom inneren Augenwinkel bis zum äußeren Ausläufer des Wangenknochens durchführen. Wiederholen Sie dies auf der gegenüberliegenden Seite. Diese Edelsteinarbeit vertreibt nicht nur Augenmüdigkeit, sondern entstaut auch die dort befindlichen Lymphbahnen.

Hier noch eine Variation für Ihre Beine: Wenn Sie weniger unter Augen-, sondern mehr unter Beinmüdigkeit leiden, rollen Sie zuerst die Wadenmuskulatur kräftig ab. Beginnen Sie mittig und arbeiten Sie sich nach außen vor. Wenn Sie beim Schienbein angelangt sind, massieren Sie von der Wadenmitte aus in die andere Richtung. Wechseln Sie dann das Bein.

Arbeiten mit Fußreflexzonen

Fußreflexzonenmassagen zählen zu den bekanntesten Methoden. Die Zonen auf Ihren Fußsohlen bilden große Bereiche Ihres Körpers ab und können entsprechend stimuliert werden. Hierfür eignen sich Massagestäbe und Edelsteingriffel bzw. -stäbe. Je nach Art Ihrer Müdigkeit können Sie bestimmte Körperregionen klären und andere aktivieren.

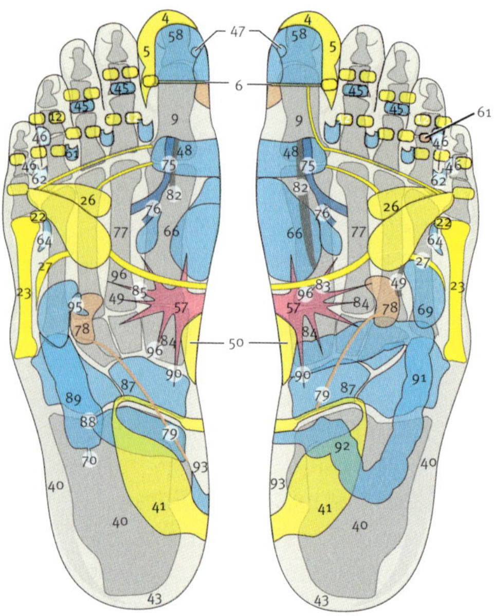

rechte Fußsohle — linke Fußsohle

4 Schädeldach
5 Schläfen, seitlicher Kiefer
6 Schädelbasis
9 Nackenmuskulatur
12 Zähne
22 Schultergelenk
23 Oberarm, Ellenbogen
26 Schulterblatt
40 Gewebe Bauch/Becken
41 kleines Becken
43 Sitzbeinhöcker
45 Auge
46 Ohr
47 Hypophyse
48 Bezugszone Schilddrüse
49 Nebenniere
50 Bauchspeicheldrüse
57 Sonnengeflecht
58 Großhirn und Kleinhirn
61 Eustachische Röhre
62 Lymphe Kopf/Hals
64 Achsel-Lymphknoten
66 Bezugszone Herz
69 Milz
70 Appendix
75 Luftröhre, Bronchien
77 Lunge
78 Niere
79 Harnleiter
82 Speiseröhre
91 absteigender Dickdarm
92 Sigmardarm
93 Rektum
95 Gallenblase
96 Leber
83 Mageneingang (Kardia)
84 Magen
85 Dünndarm/Zwölffingerdarm
87 Dünndarm/Leerdarm und Krummdarm
88 Bauhin-Klappe
89 aufsteigender Dickdarm
90 querliegender Dickdarm

Römpke P. Yoga für gesunde Füße. Stuttgart: TRIAS; 2019

Übung »Edelstein-Fußreflexmassage«

Sie können sich hierfür Fußreflexsöckchen anziehen, die die wichtigsten Zonen eingezeichnet haben. Arbeiten Sie sonst mit einer Vorlage und beginnen Sie an einer beliebigen Seite. Klären Sie die Kopf- und Gehirnregion inklusive Hypophyse mit einer Bergkristall- oder Heliotrop-Spitze. Stimulieren Sie diesen Bereich dann mit einem Türkis- oder Purpurit-Stab. Wenden Sie nun den Bergkristall bzw. Heliotrop auf den Lungen-, Nieren-, Darm- und Leberpunkten zur Klärung an. Aktivieren Sie diese Regionen final mit einem Roten-Jaspis-Stab. Am zielführendsten bearbeiten Sie die Reflexzonen, indem Sie die Edelsteinspitze sanft in die Haut drücken und im Uhrzeigersinn kreisen.

Alternativ können Sie die Spitzen der Edelstein-Stäbe auf die im Kapitel »Meridiane und Akupressur« (Seite 103) genannten Punkte aufsetzen. Beginnen Sie 30–60 Sekunden lang mit dem Bergkristall und schließen dann mit Türkis, Rubin oder Rotem Jaspis ab.

Heilsteinwasser

Eine der häufigsten Anwendungsmöglichkeiten von Edelsteinen liegt im Ansetzen von Heilsteinwasser. Die Steine geben nicht nur hilfreiche Mikropartikel ins Wasser ab, sondern werden abgeschliffen und geben unterstützende Informationen hinein. Nicht jeder Stein ist dafür geeignet, informieren Sie sich daher stets vorher. Die oben genannten Steine können Sie dafür nutzen. Unsere Empfehlung: Setzen Sie zuerst 0,5 l Wasser mit Bergkristall bzw. Heliotrop mindestens 2 Stunden bis maximal 2 Tage. Trinken Sie dies über den Morgen verteilt. Geben Sie anschließend Apatit, Purpurit bzw. Türkis in 0,5 l Wasser und trinken Sie dies um die Mittagszeit. Als Abschluss können Sie einen Roten Jaspis mit Rubin in 0,5 l Wasser geben und bis zum späten Nachmittag trinken.

Körperanwendungen

Edelsteine können Sie auch am Körper tragen. Wenn Sie eher Klarheit brauchen, nutzen Sie den Bergkristall. Für mehr Energie und Aktivierung helfen die rot- bis purpurfarbenen Steine (Roter Jaspis, Purpurit, Rubin), und für mehr Wachheit unterstützen Türkis und Apatit. Sie können diese als Kette oder Armband tragen oder als Handschmeichler nutzen. Letztere können auch auf die Augen gelegt werden. Hier empfiehlt sich zuerst der klärende Bergkristall, dann der aktivierende Rote Jaspis. Sie können diese Steine auch in Form von Kugeln für angenehme Rückenmassagen, unterstützt durch hochwertige Öle, einsetzen.

Energie-Tipp

Damit die Edelsteine rein bleiben, halten Sie sie unter fließendes Wasser und legen Sie sie dann sofort in kühlem Zustand auf Ihren Körper.

Mentale Techniken und Lebensführung

Kleinste Veränderungen im Alltag können uns aus der Komfortzone holen und so motivieren, mit mentalen Techniken die Energie in uns neu zu entdecken.

Müdigkeit, Abgeschlagenheit und Erschöpfung sind auch eng verbunden mit der Art unserer Lebensführung und unseres mentalen Zustandes. Vor allem nach längeren viralen Infekten, die uns sehr geschwächt haben, müssen wir erst wieder zu Kräften kommen. Dann ist es wichtig, neben dem Körper auch den Geist zu trainieren. Eine zentrale Rolle kann dabei der eigene Blick auf verschiedene Zeiten des Tages sein, zu denen Müdigkeit und Erschöpfung hartnäckiger sind als sonst. Doch auch eigene innere Programme möchten wir näher beleuchten. Aus diesem Grund geben wir Ihnen bewährte Techniken und Instrumente aus unserer Coaching-Erfahrung an die Hand, mit deren Hilfe Sie nachhaltig Ihre Energie steigern können und verhindern, in alte, destruktive Muster zurückzufallen.

Stellschrauben im Tagesablauf

Im Laufe des Tages gibt es viele Situationen und Gegebenheiten, die Müdigkeit hervorrufen oder verstärken können. Daher werden wir nun die sechs wesentlichen Zeitabschnitte des Tages näher beleuchten und Ihnen für jeden praktische Hilfestellungen an die Hand geben, um in Ihrer Kraft zu bleiben.

Am Morgen

Kurz vor und nach dem Aufstehen legen Sie den Grundstein für den Tag und können wichtige Impulse für die Zeit bis zum Einschlafen setzen. Jeder Tag ist eine neue Chance hin zu mehr Kraft, Motivation und Erfüllung.

Vieles hängt hier davon ab, wie es um Ihre Schlafqualität bestellt ist: Können Sie durchschlafen? Fällt Ihnen das Einschlafen schwer? Eine Schlafplatzanalyse kann zeigen, wie viel Ihr Schlafraum dazu beiträgt, dass Sie nachts nicht optimal regenerieren können. Anbei eine kleine Checkliste zur Verbesserung Ihres Schlafes:

Kopfkissen: Achten Sie darauf, dass es Ihren Bedürfnissen entspricht. Lassen Sie sich beraten und probieren Sie verschiedene Varianten aus. Unser Kopf ruht schließlich die gesamte Nacht auf demselben Kissen.

Matratze: Diese sollte weder zu hart noch zu weich sein. Sparen Sie hier keinesfalls bei den Kosten. Rücken, Schultern und der gesamte Körper werden es Ihnen danken. Nehmen Sie sich Zeit, die für Sie optimale Matratze zu finden.

Schlafhygiene: In welchem Zustand gehen Sie abends meist ins Bett? Streiten Sie häufig mit Ihrem Partner? Ärgern Sie sich über den Tag? Sorgen Sie dafür, möglichst ruhig sowie friedvoll in die Nacht zu gehen. Empfehlungen dazu finden Sie weiter unten.

Raumatmosphäre: Achten Sie auf Faktoren wie Raumtemperatur, Luftfeuchtigkeit, Helligkeit, Geräusche und elektronische Geräte (sofern möglich, ausschalten). Je wohltuender die Atmosphäre auf Sie wirkt, desto besser.

Morgenübung

Sie liegen noch in Ihrem Bett. Schließen Sie Ihre Augen. Stellen Sie sich vor, wie Sie am Abend dieses Tages erfüllt, stolz, zufrieden und glücklich zu Bett gehen. Schicken Sie diesem Zukunfts-Ich von Ihnen über die folgenden Stunden des Tages bis zum Abend gute Gedanken und liebe Wünsche. Laden Sie es auf mit Frische, Kraft und Energie. Lassen Sie sich dafür Zeit, und öffnen Sie dann Ihre Augen. Los geht's in den Tag!

Am Vormittag

Im Laufe des Vormittags nimmt der Tag Fahrt auf. Jetzt ist es wichtig, ihm Struktur zu geben und Ihre Aufgaben an die verfügbaren Zeitfenster anzugleichen. Vielleicht gibt es vorgegebene Termine oder Aufgaben? Manches zeigt sich erst im Laufe des Vormittags. Um ein gutes Gefühl für Ihre Energiereserven zu entwickeln, haben wir hier eine kleine Übung für Sie:

Check des Energielevels: Um etwa 10 Uhr vormittags ist die beste Zeit, um kurz innezuhalten, die Augen zu schließen und in sich hineinzuspüren, wie es gerade um Ihr Energielevel bestellt ist. Wählen Sie einen Wert zwischen 0 und 100 %. Je niedriger dieser bereits in den frühen Tagesstunden ist, umso müder werden Sie wohl im Laufe des Tages. Sorgen Sie daher dafür, Ihr Energielevel immer wieder einmal abzufragen, ggf. Ruhephasen einzulegen oder durch bestimmte Maßnahmen dem Energiemangel entgegenzuwirken. Irgendwann entwickeln Sie äußerst feine Antennen für Ihre Energie und können entsprechend handeln.

Am Mittag

Vielleicht kennen Sie das Gefühl: Nach dem Mittagessen möchten Sie schier einschlafen und können sich kaum noch fokussieren. Im Volksmund spricht man vom »Suppenkoma«. Falls dies auf Sie regelmäßig zutrifft, empfehlen wir Ihnen, genauer unter die Lupe zu nehmen, was und wie viel Sie mittags essen. Natürlich kann in Kantinen nicht auf alle Rücksicht genommen werden. Möglicherweise können Sie sich aber zusätzlich einen Energiesnack mitnehmen. Achten Sie darauf, mittags ausreichend zu trinken und nach dem Essen eine Karotte oder einen Naturjoghurt zu sich zu nehmen, um den Darm zu entlasten. Vielleicht können Sie auch einen »Powernap« oder 10–15 Minuten eine Entspannungsphase einlegen. So starten Sie kraftvoller in den Nachmittag.

Am Nachmittag

In den Stunden vor Arbeitsende nehmen meist Motivation und Energie deutlich ab, Zerstreuung beginnt und der Blick für das Wesentliche kann verloren gehen. Häufig hat man das Gefühl, nicht mehr alles zu schaffen. Die nötige Klarheit und der Fokus fehlen, weshalb man sich überfordert und müde fühlen kann.

FOKUSPLAN

Damit verbundene Aufgaben:

______
______
______
______
______

Mein Fokus:

1. ______
2. ______
3. ______

Mögliche Helfer/Unterstützer:

______
______
______
______
______

Mein Rahmen dafür:

Abgabe bis ______ Ziel ______

Fokusplan: Den von uns erstellten Fokusplan (Seite 124) können Sie für die Nachmittage nutzen, um Zeit und Energie zu sparen. So wird Ihr Tun vor dem Feierabend entspannter und produktiver.

Feierabend

Der Übergang vom Beruf ins Privatleben kann eine große Herausforderung sein. Vor allem Social-Media-Gruppen mit Arbeitskollegen oder Arbeits-E-Mails am privaten Smartphone erschweren die Trennung. Berufe, in denen Arbeitskleidung oder Uniformen getragen werden, haben es etwas leichter: Sie können die Arbeit wörtlich ablegen. Unser Tipp: Machen Sie es genauso. Schließen Sie, wenn Sie nach Hause kommen, kurz Ihre Augen und legen Sie mit den Schuhen, dem Mantel und sonstigen Kleidungsstücken Ihren Beruf ab. Werden Sie so zur Privatperson, die nun den Feierabend genießen darf.

Am Abend

In den Abendstunden liegt großes Potenzial, um im Schlaf Kraft zu tanken und zu regenerieren. Je aufgewühlter Sie zu Bett gehen, desto länger brauchen Sie, bis Sie zur Ruhe kommen. Wir möchten Ihnen daher drei Tipps mitgeben:

Abendritual: Der Mensch lebt von Ritualen (Zähneputzen, Abendtoilette, lesen). Entwickeln Sie Ihr persönliches Abendritual, wo Sie Zeit für sich haben, den Tag Revue passieren lassen und friedvoll in die Nacht gehen. So kann es guttun, sich Dinge zu überlegen, für die Sie dankbar sind, oder sich bewusst zu machen, was Sie heute erlebt haben. Auch Entspannungsmusik, ein heiteres Buch oder eine Tasse Tee können Teil Ihres Rituals sein.

> **Energie-Tipp**
>
> Finden Sie heraus, zu welchen Tageszeiten Sie am meisten Energie verlieren bzw. wann die Müdigkeit am größten ist. So können Sie zielgerichtet eingreifen und aktiv vorgehen.

Schreiben: Halten Sie Ihre Gedanken fest. Je beruhigter Ihr Geist ist, desto besser. Sie können ein Tagebuch anlegen und vor dem Schlafen wichtige Informationen oder Überlegungen niederschreiben.

Nachtmotto: Gehen Sie mit guten Gedanken in die Nacht. Entwickeln Sie Ihr eigenes Nachtmotto, das Sie wie ein Mantra in den Schlaf begleitet.

Das Energiekonto

Wir alle haben ein Bankkonto, auf das Beträge, der Lohn oder die Rente eingezahlt und Ausgaben abgebucht werden. Was passiert, wenn wir mehr abheben, als sich Geld auf dem Konto befindet? Wir kommen ins Minus und entwickeln

Schulden. In finanzieller Hinsicht ist uns das klar. In Bezug auf unser Wohlbefinden keineswegs. Viele Menschen betreiben jedoch genau das: Sie buchen über lange Zeit mehr von ihrer zur Verfügung stehenden Energie ab, als sie auftanken. Kommen längere Krankenphasen dazu, dann kippt die Energie deutlich ins Negative. Der Persönlichkeitstrainer Steffen Kirchner hat daher das Modell des Energiekontos entwickelt. Es funktioniert genauso wie ein Bankkonto: Wir haben Einnahmen (Energiegeber) und Ausgaben (Energiekiller). Für Sie heißt es nun, herauszufinden, welche Energiegeber und welche Energiekiller gerade in Ihrem Leben vorrangig sind und Ihre Müdigkeit fördern.

So geht's

Nutzen Sie die Tabelle (unten) und beginnen Sie, auf der linken Seite alles aufzulisten, was Ihnen momentan Energie raubt. Dies können Menschen, Tätigkeiten, Verpflichtungen, Routinen, Gespräche etc. sein. Stellen Sie sich am besten einen Timer auf 2 Minuten, um fokussiert zu bleiben. Danach nehmen Sie sich auf der rechten Seite dieselbe Zeit für alles, was Ihnen Energie schenkt.

Wenn Sie beide Seiten ausgefüllt haben, nehmen Sie eine Bewertung vor: Vergeben Sie bei den Energiekillern eine Häufigkeit, wie oft Sie mit dem jeweiligen Killer in Berührung kommen: 1 = 1–2 mal jährlich, 10 = mehrmals täglich.

Energiekonto

Energiekiller	Energiegeber
–	+
–	+
–	+
–	+
–	+
–	+
–	+
–	+
Summe	Summe

Im nächsten Schritt schreiben Sie bei jedem Killer eine Zahl für die Intensität neben die der Häufigkeit. Fragen Sie sich, wie heftig Sie durch diesen Energiekiller belastet werden: 1= minimal, 10 = maximal.

Multiplizieren Sie abschließend beide Zahlen bei jeder Aufzählung und zählen Sie die Werte zusammen, sodass am Ende eine Gesamtsumme entsteht. Beispiel: Streit mit der Nachbarin 6 (Häufigkeit) × 9 (Intensität) = 54

Diese Vorgehensweise wiederholen Sie mit der Energiegeberseite. Hierbei geht es bei der Intensität natürlich um den positiven Effekt, den Ihnen der Energiegeber schenkt. Am Ende können Sie den Gesamtwert zwischen linker und rechter Spalte vergleichen und sehen, ob Sie im Energie-Plus oder im Energie-Minus sind.

Wichtig dabei ist: Ihr Energiekonto kann und darf sich nach einer Weile verändern. Es soll Sie auf alle Fälle sensibilisieren, welche Killer Sie eliminieren sollten und welche Energiegeber mehr Aufmerksamkeit bedürfen. An der Intensität lässt sich manchmal wenig verändern, an der Häufigkeit durchaus. Stärken Sie vor allem Ihre Geber-Seite und verringern Sie die Anzahl und das Ausmaß der Killer-Seite.

Die (An-)Treiber

In der Psychologie existiert das Konzept der fünf inneren (An-)Treiber. Es handelt sich um Konstrukte unseres Geistes, die Einfluss auf unsere Persönlichkeit, unser Handeln und Verhalten nehmen. Wir alle tragen diese Antreiber in uns, da sie uns auch Struktur geben. Sobald sie aber die Überhand gewinnen, uns lenken und den Alltag erschweren, sprechen wir von Treibern.

Die fünf (An-)Treiber sind:

- Sei stark!
- Streng dich an!
- Sei perfekt!
- Mach schnell!
- Mach's allen recht!

Je nach Lebensbereich sind diese fünf (An-)Treiber unterschiedlich stark ausgeprägt. Im beruflichen Kontext kann die Gewichtung anders sein als in der Familie, der Partnerschaft oder Freundschaft. Wichtig ist, herauszufinden, in welchen Situationen und auf welche Weise Sie von Ihnen eingeschränkt werden.

(An-)Treiber lassen sich verständlicherweise nicht von heute auf morgen aushebeln. Auf Seite 128 finden Sie eine umfassende Übung, um Ihren (An-)Treibern die Macht zu nehmen und neue, bestärkende Alternativen dazu in Ihrem Geiste nachhaltig abzuspeichern.

Übung »Meine (An-)Treiber«

Nehmen Sie eine Einschätzung Ihrer Antreiber vor – sowohl für Ihre aktuelle Lebensphase als auch für eine herausfordernde Situation (1 = trifft voll zu, 2 = trifft zu, 3 = trifft teilweise zu, 4 = trifft kaum zu, 5 = trifft nicht zu).

Sei stark!	________ (Lebensphase)	________ (Situation)
Streng dich an!	________ (Lebensphase)	________ (Situation)
Sei perfekt!	________ (Lebensphase)	________ (Situation)
Mach schnell!	________ (Lebensphase)	________ (Situation)
Mach's allen recht!	________ (Lebensphase)	________ (Situation)

Wählen Sie nun für die aktuelle Lebensphase und die herausfordernde Situation den Antreiber, der bei Ihnen den stärksten Wert aufweist, und schwächen Sie ihn ab. Es geht nicht darum, dass der Antreiber nicht mehr bestehen soll, sondern dass er an Intensität und Härte verliert.

Beispiel:

Statt »Sei stark!« → »Ich darf äußern, wenn es mir nicht gut geht und mich zurückziehen. Auch das ist Teil meiner Stärke.«

Aktuelle Lebensphase: ______________________________ (stärkster Antreiber)

____ (neuer Satz)

Herausfordernde Situation: __________________________ (stärkster Antreiber)

____ (neuer Satz)

Energie-Tipp

Machen Sie sich künftig die Kraft der Antreiber häufiger bewusst und beginnen Sie, deren Macht über Ihr Leben zu brechen. Sie sind eigentlich bloß Gedanken, welche Sie mit neuen Informationen abschwächen können. Nutzen Sie Ihre neuen Sätze, um Ihre Kraft und Energie zu erhalten.

Glaubenssätze

Glaubensätze sind bestimmte Formulierungen, die wiederkehrend in unseren Gedanken auftauchen und wie ein geistiges Muster unsere Realität und die Sichtweise auf bestimmte Ereignisse prägen. Wie ein Filter bestärken sie (meist negative) Blickwinkel über uns, unsere Umwelt und andere Menschen. Die zuvor beschriebenen Antreiber können zum Teil auf solchen Glaubenssätzen beruhen. Ihren Ursprung können sie in der Kindheit und in sich wiederholenden, ähnlich negativen Situationen haben. So vertieft sich in unserem Geist die Bestätigung, dass der Glaubenssatz wahr ist. Grundsätzlich können Glaubenssätze als Schutz des Unterbewusstseins gesehen werden, das damit verhindern möchte, dass wir ähnlich belastende oder schmerzhafte Erfahrungen wieder machen müssen.

Kennzeichen von Glaubenssätzen

Negative Formulierungen und Verneinungen: Glaubenssätze haben häufig eine negative Ausrichtung (Worte wie »nicht«, »keine« und »nie«).

Verallgemeinerungen und Verfälschungen: Oft werden erlebte Situation als stets gleich ablaufend bewertet. Positive Aspekte werden ausgeblendet, ein falsches und einseitiges Bild entsteht (Worte wie »nur« oder »immer«).

Zweischneidige Wirkung: Einerseits sehen wir uns in der Richtigkeit von Glaubenssätzen bestätigt, sobald Ereignisse eintreten, wodurch wir diese wieder aufgreifen. Andererseits sind sie große Energiekiller, die uns geistig erschöpfen und – vergleichbar mit den Antreibern – einschränken.

Ein Beispiel für einen negativen Glaubenssatz wäre: »Ich kann tun, was ich will – es ist immer zu wenig.«

Übung »Glaubenssätze entschärfen«

Unabhängig von der Methode, geht es bei der Arbeit mit Glaubenssätzen darum, Ihre belastende und ermüdende Wirkung zu verringern.

- Identifizieren Sie daher Ihre Glaubenssätze: Gibt es Sätze ähnlich der obigen Kriterien, die Ihnen immer wieder begegnen?
- Überlegen Sie sich, was Ihnen ein vertrauter Mensch auf Ihren Glaubenssatz antworten würde.
- Entschärfen Sie Ihren Glaubenssatz. Statt »Ich kann tun, was ich will – es ist immer zu wenig« formulieren Sie ihn um: »Ich weiß, dass ich mein Bestes gebe und genau das erreiche, was gerade gut für mich und andere ist.«

Kraftressourcen

Treten Sie der postviralen Müdigkeit mit Kreativität entgegen – unsere spezifischen Kraftressourcen für den Geist schenken Ihnen dafür Inspiration.

Wenn wir hier von Kraft sprechen, meinen wir nicht die körperliche Stärke, sondern die geistige und psychische Fitness. Diese führt uns nämlich erfolgreich durchs Leben. Wenn wir hundert Menschen befragen, welche ihre Ressourcen für Kraft im Alltag sind, dann hören wir verschiedenste Antworten. In diesem Kapitel stellen Ihnen drei Kraftressourcen vor, die sicher neu für Sie sind und gleichzeitig mehr Power im Alltag schenken können.

Reden Sie mit Ihrem Körper

Hören Sie auf Ihren Körper, denn er ist Ihr Manager und funktioniert für Sie Tag und Nacht. Nehmen Sie Kontakt zu ihm auf und werden Sie sich bewusst, dass Sie eins sind. Am einfachsten geht das in der Natur.

- Und so geht's: Suchen Sie einen Kraftort auf, wo Sie sich rundum wohlfühlen. Das kann ein großer, alter Baum im Garten sein, eine gemütliche Holzbank an einem schönen Fluss oder Bach, eine bunte Blumenwiese im Wald etc.
- Machen Sie es sich dort bequem und schließen Sie Ihre Augen. Sprechen Sie nun Ihren Körper direkt an. Bedanken Sie sich bei ihm, dass er so gut für Sie arbeitet. Fragen Sie ihn, wie es ihm geht und was er braucht. Was können Sie ihm Gutes tun? Was braucht er? Versuchen Sie, genau hinzuhören. Nehmen Sie Gedanken, Reize und Botschaften, die Ihr Körper sendet, wahr.
- Bedanken Sie sich bei Ihrem Körper für den Austausch, sagen Sie ihm, dass Sie

dankbar für ihn sind, und beenden Sie dann den »Bodytalk«.

Wiederholen Sie das regelmäßig. Je öfter Sie eine direkte Verbindung mit Ihrem Körper herstellen, desto besser und klarer wird diese sein. Führen Sie die Übung vorerst immer an Ihrem Kraftort durch. Fragen Sie Ihren Körper, ob er Tipps für Sie hat, wie Sie noch gesünder und fitter werden können, und was er braucht, um die postvirale Müdigkeit abzulegen.

Sie können auch einzelne Organe oder Körperpartien ansprechen. Reden Sie liebevoll mit Ihrem Körper und signalisieren ihm, dass Sie ihm helfen möchten. Jedes körperliche Problem möchte Ihnen auch etwas sagen und vermitteln. Seien Sie offen dafür und lernen Sie die Verbindung zu Ihrem Körper schätzen.

Entdecken Sie Ihre Motivation

Die Motivation ist ein kraftvoller Antrieb, mehr aus dem eigenen Leben herauszuholen. Müdigkeit und Erschöpfung können entgegenwirken, weshalb wir demotivierende Hindernisse beleuchten sollten. Sie lassen sich allerdings auch umkehren. Wer motiviert ist, der erreicht seine Ziele leichter als ein Zweifler und geht erfüllter durchs Leben. Motivation heißt nicht, dass es keine Hürden gibt oder alles einfacher von der Hand geht, sondern dass unser innerer Antrieb stimmt.

Hinterfragen Sie einmal für sich:

- Welche Lebensziele habe ich?
- Wie klar sind diese Ziele definiert?
- Was tue ich dafür, um meine Ziele zu erreichen?
- Welche großen Lebensziele habe ich bisher schon geschafft?
- Gebe ich auf dem Weg zum Ziel auf, wenn Probleme auftauchen?

Viele Menschen starten mit hoher Motivation auf dem Weg zum Ziel, doch büßen ihre Motivation mit jedem kleinen Hindernis nach und nach ein, bis der Plan aufgegeben wird. Das ist schade, denn Demotivation ist Kraftkiller und Erfolgsverhinderer zugleich. Ein 3000-Meter-Lauf ist einfacher als ein 3000-Meter-Hindernislauf. Denn zusätzlich zum Erreichen des Zieles müssen Hindernisse gemeistert werden. Der Hindernisläufer bleibt allerdings dran und passt sich allen Herausforderungen an: Er springt oder klettert, bis er sein Ziel erreicht hat, auch wenn dies länger dauert als geplant. Das sollten Sie sich zum Vorbild nehmen.

Müdigkeit und Erschöpfung sind aktuell vielleicht Teil Ihres Lebens, müssen es jedoch nicht dauerhaft bleiben. Entdecken Sie Ihre Motivation für sich und Ihre Ziele als positive Gegenkraft. Überlegen Sie, welche größeren Projekte Sie in Ihrem bisherigen Leben durchgezogen haben. Und warum? Welche Hindernisse konnten Sie umschiffen? Was hat Ihnen damals geholfen? Steigern Sie Ihren inneren Antrieb mit dem Satz »Ich schaffe das!«. Finden Sie heraus, wie sich die Motivation anfühlt und wo Sie sie in sich spüren können.

Decken Sie gleichzeitig Ihre demotivierenden Gedankenkonzepte auf: Was genau hemmt Sie? Warum lassen Sie nach, warum geben Sie auf? Auf dem Weg zu neuer Kraft, Motivation und Lebensenergie können Sie sich am Erreichen von Zielen orientieren. Ebenso wie Sie diese in mehrere kleine Etappenziele zerlegen, die Sie gut erreichen können, so können Sie dies auch hier tun. Dabei kommen Sie Schritt für Schritt in eine neue, positive Energie.

Malen Sie sich frei

Kunst-, Kreativ- und Gestalttherapie ist deshalb so erfolgreich, weil einfach jeder Mensch malen und zeichnen kann. Sagen Sie jetzt nicht, Sie können das nicht. Wir alle können uns künstlerisch ausdrücken. Es kommt hierbei nicht auf die Schönheit oder den künstlerischen Aspekt des Bildes an, sondern auf den Ausdruck Ihrer ganz persönlichen Gefühle und Gedanken, heimlichen Wünsche, Erlebtes und Verdrängtes, Ihre größten Blockaden ebenso wie Ihre Ressourcen und Stärken.

Energie-Tipp

Wenn Sie den »Bodytalk« zum regelmäßigen Ritual machen, notieren Sie sich die Botschaften und vergleichen Sie diese nach einer Weile mit dem, was sich inzwischen verändert hat.
Malen Sie Ihre innere Motivation, um sich in entsprechenden Phasen des Tages wieder an sie zu erinnern. So können Sie zwei Ressourcen vereinen.

Ob mit Bleistift, Buntstiften, Wasserfarben, Öl oder Airbrush, ob auf einem A4-Papierblatt oder einer großen Leinwand oder Staffelei, toben Sie sich richtig aus.

Unsere Tipps, was Sie künstlerisch darstellen könnten:

- Malen Sie, was Sie belastet oder glücklich macht, Ihre Ängste oder größten Glücksmomente.
- Malen Sie Ihr Leben. Wie sehen Sie sich selbst?
- Malen Sie sich als Kind, jetzt, in 20 Jahren.
- Malen Sie sich als Tier, Baum, Blume.

Erfinden Sie sich neu und entdecken Sie Ihr Inneres. Bei Kunst-, Kreativ- und Gestaltarbeit können Sie prima entspannen, Stress abbauen und Ihren Antrieb fördern. Die Kreativität tut Ihnen gut und zeigt Ihnen eine neue Seite an sich. Sammeln Sie Ihre Zeichnungen und Bilder, beschriften Sie sie mit Datum und unterschreiben Sie sie. Legen Sie alle Zeichnungen ab und schauen Sie sie einmal im Monat an – immer wieder können sie Ihnen neue Botschaften überbringen.

Entspannungsmethoden

Innere Ruhe und Gelassenheit sind wichtige Voraussetzung, damit Körper, Geist und Seele heilen können. Drei erprobte Verfahren bieten Ihnen einen abwechslungsreichen Mix.

Wir sind davon überzeugt, dass der gezielte Einsatz von Entspannungsmethoden eine wesentliche Maßnahme darstellt, um neue, frische Kräfte anzukurbeln und das Gleichgewicht zwischen sympathischem und parasympathischem vegetativem Nervensystem wiederherzustellen. Dieser Teil des Nervensystems steuert unsere unwillkürlichen Körpervorgänge, beispielsweise die Verdauung, die Atmung und den Herzschlag. Nach langen und intensiven Krankheitsphasen kann der Aktivitätsanteil (Sympathikus) unterdrückt und der Ruheanteil (Parasympathikus) überaktiv sein. Aus diesem Grund möchten wir Ihnen drei bedeutende klassische Entspannungsverfahren vorstellen, die sich in unserer Praxis sehr bewährt haben.

Autogenes Training

Diese vom deutschen Arzt Dr. Johannes Heinrich Schultz (1884–1970) begründete Methode zählt zu den bekanntesten und am besten erforschten Entspannungstechniken. Sie hat ihren Ursprung in der Hypnose, genauer gesagt, in der Selbsthypnose, die zu Beginn des letzten Jahrhunderts auch in der Medizin sehr populär war. Dr. Schultz war nach dem Ersten Weltkrieg mit vielen Nervenbelastungen und -störungen konfrontiert, und überzeugt, mithilfe von Suggestionen Menschen bei ihren Beschwerden unterstützen zu können. Das Autogene Training sollte vor allem ein Programm zur Selbsthilfe sein und Körper, Geist und Seele in Einklang bringen.

Der Begriff Autogenes Training beinhaltet die Worte »autogen«, was »aus sich selbst heraus« bedeutet. »Training« vermittelt, dass die Methode als Programm verstanden werden soll, das es regelmäßig anzuwenden gilt.

Suggestionen bilden das Herzstück des Autogenen Trainings, zu jeder Übung gibt es eine konkrete, die tief wirken darf.

Grundstufe, Mittelstufe, Oberstufe

Formelhafte Sätze sind zentrale Elemente des Autogenen Trainings, die in der Hypnose und danach auf das Unterbewusstsein einwirken sollen. Der Vorteil dabei ist, dass das Autogene Training auch von Kindern und Senioren rasch erlernt werden kann: Die Suggestionen sind kurz und einfach. Dr. Schultz feilte mehrere Jahre an seiner Grundstufe, um die optimalen Formulierungen zu entwickeln. Dazu war er stets im Austausch mit den Patienten, bei denen er die Formulierungen auch angewendet hat.

Die Grundstufe bildet die Basis, sie wird üblicherweise auch in Kur- und Rehaeinrichtungen gelehrt und besteht aus sieben Übungen, die ganzheitlich auf den Organismus einwirken sollen.

Darüber hinaus leitet die Mittelstufe des Autogenen Trainings an, passend zu den eigenen Beschwerden und Thematiken, individuelle Formeln zu entwickeln.

Diese sollten:

- positiv formuliert sein,
- möglichst einprägsam sein,
- kurz und knapp sein,
- den Kern Ihres Themas treffen und
- in der Gegenwart verfasst sein.

Die Oberstufe des Autogenen Trainings arbeitet mit dem Unterbewusstsein und verschiedenen Vorstellungen. Hierbei existieren bestimmte vorgegebene Reisen wie jene zum Grund des Meeres oder auf den Gipfel des Berges. Auch die Arbeit mit Farben und Symbolen gehört dazu. Die Oberstufe kann prima für mehr Energie genutzt werden.

Die sieben Übungen der Grundstufe

Für die Grundstufe des Autogenen Trainings erstellte Dr. Schultz sieben Übungen, die aufeinander aufbauen. Jede hat ihre eigene Wirkung und eine separate Formel.

Die Übungen sind:

- Ruheübung: Ich bin ruhig und entspannt.
- Schwereübung: Mein ganzer Körper ist angenehm schwer.
- Wärmeübung: Mein ganzer Körper ist angenehm warm.
- Atemübung: Ich atme ruhig und gleichmäßig.
- Herzübung: Mein Herz schlägt ruhig und regelmäßig.
- Sonnengeflecht-Übung: Mein Sonnengeflecht ist strömend warm.
- Stirnübung: Meine Stirn ist angenehm kühl.

Anwendung

Die sieben Übungen werden der Reihe nach durchgeführt, wobei jeder Satz im Geiste sechsmal formuliert wird, mit Ausnahme der Stirnübung. Diese wird nur dreimal angewendet, weil wir keine kalte, sondern lediglich eine angenehm kühle Stirn haben möchten.

Tipps zum Üben

Einleitung: Starten Sie das Autogene Training langsam und bewusst. Machen Sie es sich zuvor im Sitzen oder im Liegen gemütlich, schließen Sie Ihre Augen und konzentrieren Sie sich ein paar Atemzüge lang nur darauf. Sie können sich in Ihrer Vorstellung nun an einen besonderen Ort, Ihren »Happy Place«, begeben. Beginnen Sie dann erst mit der Ruheübung.

Rückholübung: Brechen Sie das Autogene Training nach der letzten Übung nicht einfach ab, sondern genießen Sie diesen Zustand noch 1–2 Minuten lang. Sie können dann nochmals kurz in jede Übung hineinspüren, und dann langsam die Hände zu Fäusten ballen, sie strecken und dehnen, um am Ende erfrischt die Augen zu öffnen.

Vorstellungen nutzen: Wir möchten Ihnen ans Herz legen, die Sätze nicht einfach nur sechsmal »herunterzubeten«. Lassen Sie daher bei jeder Übung möglichst Ihre Fantasie spielen. Sie können sich bei der Ruheübung ein ruhiges Gewässer oder ein schlafendes Tier vorstellen, bei der Schwereübung, wie Sie zwei schwere Urlaubskoffer am Ziel abstellen und sich die Muskeln dann entspannen, oder bei der Atemübung, wie sich ein Baum sanft im Wind hin und her wiegt.

Formeln für mehr Frische und Aktivität

Wir stellen Ihnen nun einige Beispielsätze – Formeln – vor, die Sie nach der Grundstufe in Ihr persönliches Autogenes Training einbauen können:

- Ich fühle mich vollkommen wohl und in meiner Kraft.
- Ich spüre, wie pure Lebensenergie meinen Körper durchströmt.
- Ich bin frisch, fit und vertraue meinem Körper.
- Müdigkeit weicht und Wachheit erfüllt mich mit jedem Atemzug.
- Ich lasse zu, dass es mir mit jedem Augenblick besser und besser geht.

Sie können in diesem Sinne Ihre eigenen, ganz persönlichen Formeln entwickeln. Wenden Sie diese als kraftvolle Energiehilfe an, um geistig neue Kraft zu tanken.

Energie-Tipp

Konzentrieren Sie sich eine Zeit lang auf eine Formel und sprechen Sie diese ebenfalls in Gedanken sechsmal nach der Stirnübung.

Progressive Muskelentspannung

Die Progressive Muskelentspannung nach Dr. Edmund Jacobson zählt mit dem Autogenen Training zu den bedeutendsten und bekanntesten Entspannungsverfahren weltweit. Anders als der geistige Ansatz des Autogenen Trainings besticht die Muskelentspannung durch ihre körperzentrierte Ausgangslage. Das Verfahren wurde vor 100 Jahren vom amerikanischen Arzt Dr. Edmund Jacobson (1888–1983) begründet. Dieser forschte dahingehend, wie sich muskuläre Spannungen, Körperhaltung und -zustand auf das psychische Wohlbefinden auswirken würden. Im Umkehrschluss wollte er zeigen, dass eine entspanntere Muskulatur positive Auswirkungen auf die psychische Ebene hat. Dabei untersuchte er die hinter bestimmtem Spannungsverhalten liegenden psychischen Komponenten (etwa Faustballen als Zeichen für Sieg, Stärke, Freude, Wut, Aggression, Anspannung).

In aller Kürze

Begriffsdefinition: »Progressiv« bedeutet fortschreitend, ausdehnend, und meint das Ziel der Muskelentspannung, mit zunehmender Übung ein ausgedehntes Entspannungsgefühl zu entwickeln.

Wechselspiel: Das Geheimnis von Dr. Jacobsons Methode liegt in der gezielten Abwechslung von Anspannung und Entspannung, wodurch die Muskulatur angeleitet wird, sich zu lockern.

Die Muskeln als Basis für Körperenergie

Anatomisch unterscheiden wir die quergestreifte Skelettmuskulatur, die glatte Gefäß-/Organmuskulatur sowie die unspezifische Herzmuskulatur. In der Muskelentspannung arbeiten wir mit der Erstgenannten, da diese willkürlich von uns angesteuert werden kann. Zweifelsohne zählen Muskeln zu einer wahren Kraftquelle unserer Energie, weshalb sie geschmeidig und gesund erhalten werden sollten. Ein verspannter Muskel ist hart, zusammengezogen und kann Schmerzen verursachen. Ein entspannter Muskel ist weich, locker und flexibel.

Grundschema der Progressiven Muskelentspannung

Auswahl: Wählen Sie einen Muskel aus.

Spannungsphase: Spannen Sie diesen Muskel 5–10 Sekunden an.

Wahrnehmungsphase: Beobachten Sie, wie der Muskel arbeitet und was Ihr Körper tut. Regulieren Sie bei Bedarf das Spannungslevel auf mehr oder weniger Spannung.

Loslassphase: Lassen Sie die Spannung auf einmal los und kehren Sie in die Ausgangsposition zurück.

Wahrnehmungsphase: Spüren Sie den Unterschied zu vorher und erkennen Sie, wie die Muskeln von der Anspannung in die Entspannung umschalten.

Entspannungsphase: Entspannen Sie Ihre Muskulatur jetzt bewusst mit geschlossenen Augen (30–60 Sekunden) und vertiefen Sie die Entspannung noch weiter. Stellen Sie sich vor, wie sie sich ausdehnt.

Genutzte Muskelgruppen

In der Progressiven Muskelentspannung werden Übungen für folgende Körperbereiche angewendet:

- Hände und Arme
- Schultern und Nacken
- Gesicht
- Bauch und Beckengürtel
- Beine und Füße

Je nachdem, in welchem Bereich Sie die Müdigkeit vorrangig spüren, empfehlen wir Ihnen, Übungen aus den entsprechenden Muskelgruppen zu nutzen. Aus unserer Erfahrung haben sich bei Müdigkeit vor allem Gesichts-, Schulter-/Nacken- sowie Bauch- und Beckengürtel-Übungen bewährt.

Übungsvorschläge

Wir stellen Ihnen jetzt zehn Übungen vor, die Sie nach obigem Schema anwenden können. Sie bringen neue Energie in Ihre Muskeln und können bestehende Spannungen lösen:

- Schultern hochziehen
- Schulterblätter zusammenpressen
- Kinn zum Brustbein neigen
- Zähne zusammenbeißen
- Augen zusammenkneifen
- Stirn runzeln
- Lippen zusammenpressen
- Lippen spitzen
- Beine gegen den Boden drücken
- Zehen Richtung Nase heben

Optimales Üben

Ablauf: Am besten starten Sie mit einer kurzen Einfindungsphase. Machen Sie es sich im Sitzen oder im Liegen bequem, schließen Sie Ihre Augen und konzentrieren Sie sich auf Ihren Körper. Sie können auch einen Körperscan (Seite 138) durchführen. Entscheiden Sie sich für Ihre heutigen Übungen und führen Sie jede zweimal durch. Spüren Sie am Ende nach und kehren Sie dann zurück, indem Sie sich strecken, dehnen und Ihre Augen öffnen.

Häufigkeit: Üben Sie regelmäßig! Das muss nicht täglich sein, jedoch ist ein gewisser Rhythmus vorteilhaft.

Energie-Tipp

Müde Augen und einen erschöpften Geist können Sie mit dem Muskelentspannungs-Kraftpaket aktivieren, indem Sie gleichzeitig die Augen zusammenkneifen, die Lippen zusammenpressen und die Zähne zusammenbeißen. Achten Sie wieder auf die Spannungsintensität und ausreichend Zeit für die Entspannung.

Spannungsregulation: Die Muskelentspannung nach Jacobson ist kein Sporttraining. Seien Sie beim Üben achtsam und bauen Sie nicht zu viel Spannung auf. Passiert Ihnen das doch einmal, reduzieren Sie die Spannung wieder etwas und legen Sie mehr Fokus auf die Entspannung.

Übung »Körperscan«

Wählen Sie eine angenehme Position und schließen Sie Ihre Augen. Durchwandern Sie Ihren Körper nun schrittweise und nehmen Sie diesen frei von Bewertungen wahr. Beginnen Sie bei den Füßen. Es spielt keine Rolle, warum sich Muskeln und Gewebe so anfühlen. Registrieren Sie es einfach. Gehen Sie Ihre Beine hoch bis zu Ihren Hüften. Spüren Sie auch Ihren Bauch und Ihr Becken bis hoch zum Brustkorb. Dann Ihren Rücken – Wirbel für Wirbel – sowie Ihre Hände und Arme bis zu den Schultern. Konzentrieren Sie sich abschließend auf Ihr Gesicht und den Kopf. Öffnen Sie dann wieder Ihre Augen.

Atemtechniken

Unsere Atmung, ihr Rhythmus, ihre Intensität und das dahintersteckende Zusammenspiel von Atmungssystem, Zwerchfell, Bauchorganen und -muskulatur sind maßgeblich beteiligt an unserem energetischen Zustand. Die Atmung ist sogar ein sehr wichtiger Gradmesser in Bezug auf Stress und Entspannung. Sie brauchen sich nur mal selbst zu beobachten, wie Sie in Situationen von Stress, Angst, Wut oder Anspannung atmen, im Vergleich zu genüsslichen Ruhephasen, beim Lesen oder einem gemütlichen Abendessen.

Die Unterschiede liegen häufig schon in der Ausprägung der Atmung. Diese kann oberflächlich sein und nur bis zum Brustkorb fließen oder aber tief und bis in den Bauch hineinströmen. Eine bewusste Bauchatmung kann uns die Bedeutsamkeit der Atmung vor Augen führen. Einerseits werden so die Bauchorgane stärker massiert und aktiviert, andererseits wird der Körper dadurch besser mit Sauerstoff versorgt. Je weiter die Atembewegung in Richtung Bauchraum geht, desto tiefer kann auch die Atemfrequenz werden, was wiederum die innere Ruhe fördern kann.

Untrennbar verbunden ist die Atmung mit körperlicher sowie geistiger Müdigkeit und Erschöpfung. Je weniger Sauerstoff im Blut vorhanden ist, desto weniger erhält der Körper für Stoffwechsel sowie Organtätigkeiten die notwendige Energie. Ist das Gehirn mit Sauerstoff unterversorgt, stellen sich Leistungsabfall, mangelnde Konzentration und Erschöpfung schneller ein. Daher wollen wir Ihnen drei Atemtechniken für mehr Energie und Frische vorstellen:

Übung »Feueratmung«

Machen Sie es sich in einer aufrechten Sitzposition gemütlich und legen Sie eine Hand auf Ihrem Bauchnabel. Beginnen Sie, ruhig durch die Nase einzuatmen, ziehen Sie dann Ihren Bauch ruckartig ein, während Sie kurz und kräftig durch die Nase ausatmen. Starten Sie dann von Neuem. Empfehlenswert sind 25 Übungssätze.

Die Feueratmung entfacht rasch Energie, trainiert die Muskulatur der Bauchorgane, schärft die Konzentration, klärt den Geist, fördert die Verdauung und erhöht den Sauerstoffgehalt im Blut.

Achtung: Wenn Sie unter Atem- oder Kreislaufbeschwerden leiden, führen Sie die Übung nur äußerst vorsichtig aus oder wenden Sie eine andere Technik an.

Übung »Kühlender Atem«

Setzen Sie sich aufrecht hin und atmen Sie einige Male entspannt durch. Bilden Sie dann mit Ihrer Zunge eine Art Röhre, durch die Sie die Luft einsaugen. Ihr Mund darf dabei einen Kreis bilden. Atmen Sie nun durch die Röhre ein. Mit der Ausatmung schließen Sie den Mund und schlucken bzw. befeuchten die Zunge. Wiederholen Sie den Vorgang 10-mal. Sollte es Ihnen nicht möglich sein, Ihre Zunge zu rollen, können Sie Ihre Lippen beim Einatmen leicht öffnen. Der Ausatemvorgang bleibt gleich.

Durch die Übung sollen das gesamte Verdauungssystem und das Gehirn erfrischt werden, indem rasch und viel Sauerstoff auf einmal in den Körper gelangt.

Übung »Vokalatmung a«

Schütteln Sie Ihren Körper aus und setzen Sie sich locker hin. Konzentrieren Sie sich auf ein »a« und stellen Sie sich vor, wie Sie es mit der Einatmung in sich aufnehmen. Bei der Ausatmung öffnen Sie leicht den Mund und intonieren ein »aaaaaaa«. Sorgen Sie dafür, dass Sie diesen Ton so lange wie möglich halten. Er sollte möglichst klar und deutlich sein. Lenken Sie während der Ausatmung und der Bildung des »a« Ihre Vorstellung auf den ganzen Brustkorb bis zu den Enden der Lungenflügel. Auf diese Weise soll Energie den gesamten Raum erfüllen. Beginnen Sie mit dem nächsten Atemzug von vorn und üben Sie 3–5 Minuten.

Diese Übung soll Ihnen mehr Atemvolumen, Lebensenergie sowie Tatkraft bringen. Auch eine Kräftigung von Lunge und Immunsystem ist bei regelmäßigem Üben möglich.

Energie-Tipp

Beobachten Sie im Alltag und vor allem in Phasen der Müdigkeit, wie Sie gerade atmen, und regulieren Sie dies mit einigen tiefen Atemzügen. Lüften Sie anschließend kräftig durch. Nehmen Sie sich 5 Minuten Zeit für die Übung Ihrer Wahl.

Optimales Üben

Vorbereitung: Lüften Sie den Raum ausreichend, bevor Sie mit den Atemübungen beginnen, und stellen Sie sich ein Glas Wasser bereit.

Raumatmosphäre: Finden Sie heraus, was Sie für eine optimale Raumenergie benötigen – eine bestimmte Musik, Farblichter, eine Kerze etc.

Position: Am besten trainieren Sie im Sitzen und in möglichst aufrechter Haltung. Selbstverständlich können Sie sich auch im Schneider- oder Lotossitz auf ein Kissen oder eine Decke setzen.

Achtsamkeit: Beginnen Sie sachte mit den Übungen. Vor allem bei der Feueratmung kann es sein, dass sich durch die rasch erhöhte Sauerstoffzufuhr Schwindel bemerkbar macht. Sollten Sie sich unwohl fühlen, integrieren Sie zwischen den Wiederholungen einige normale Atemzüge oder unterbrechen Sie, legen sich kurz hin und trinken einen Schluck Wasser.

Kombination: Atemübungen lassen sich mit Meditation, Progressiver Muskelentspannung, Selbsthypnose oder Autogenem Training hervorragend kombinieren.

Die Kraft des Unterbewusstseins

Innere Bilder und wohltuende Vorstellungen können Sie bei der Regeneration sanft unterstützen. Verschiedene Techniken aus der Hypnose bieten Hilfe zur Selbsthilfe.

Das Unterbewusstsein ist die Ebene unseres Geistes, die wie ein Speicher so viel mehr aufnimmt, als wir bewusst registrieren. Treffen wir jemanden zum ersten Mal, nehmen wir das, was er sagt, und vielleicht bestimmte Aspekte seines Aussehens aktiv auf. Den größten Teil, 90–95 %, registriert nur unser Unterbewusstsein: Geruch, Gestik, Mimik, Tonfall, Haltung etc. Das Unterbewusstsein ist somit auch bei Beschwerden jeglicher Art eine unverzichtbare Instanz. Einer der effektivsten Wege, es positiv zu nutzen und zu unterstützen, ist die Hypnose. Viele im Netz, auf Plattformen oder CDs verfügbare Meditationen und Fantasiereisen sind eigentlich geführte Hypnosen. Deshalb haben Sie wahrscheinlich schon öfter Hypnosen erlebt, als Sie glauben.

Einführung in die Hypnose

Schon in frühen Kulturen fand Hypnose ihren Einsatz zur Förderung des Wohlbefindens und medizinischer Vorgänge. Lange wurde sie in die magische und mystische Ecke gedrängt, erfreute sich gerade ab der Zeit der Aufklärung, Mitte des 18. Jahrhunderts, unter anderem größeren wissenschaftlicheren Interesses. Der Begriff »Hypnose« geht auf den griechischen Gott des Schlafes, Hypnos, zurück, da man damals noch glaubte, dass hypnotisierte Menschen schlafen würden.

Heute wissen wir, auch dank Hirnstrommessungen, dass dem nicht so ist. Zwar nimmt das Gehirn in der hypnotischen Trance, dem Zustand in der Hypnose, andere Frequenzen an und andere Hirnareale sind aktiver, dennoch befinden wir uns nicht im Schlaf. So können heute Mythen widerlegt werden, etwa dass man in der Hypnose willenlos sei oder nichts mitbekomme. Im Gegenteil: Sie bekommen alles mit, sind nur mehr oder weniger tief entspannt, weshalb Sie von außen schlafend wirken. Die Entspannung ist nämlich die Ausgangslage für eine optimale Hypnose, sie leitet den Zustand erst ein. Sollten Sie Bedenken haben, in der Hypnose manipuliert werden zu können, so können wir Sie auch hier beruhigen: Seriöse und achtsame Hypnose-Anwender nutzen stets die Worte ihres Gegenübers und sind sehr vorsichtig mit den verwendeten Wörtern und Vorstellungen.

Emotionen und Vorstellungen sind nämlich die Kommunikationsmittel des Unterbewusstseins. Warum sind wir bei Action-, Horror- und auch Liebesfilmen emotional so beteiligt? Weil unsere Gefühle und Vorstellungen im Unterbewusstsein real erlebt werden. In der Hypnose machen wir uns dies zunutze und stoßen Prozesse im Unterbewusstsein an, damit es uns besser geht.

Eine Hypnose ist aber kein geradliniger Vorgang, sondern läuft wellenförmig ab, wie unsere Hirnströme. Wir unterscheiden hier zwischen leichter hypnotischer Trance (Zunahme von Alphawellen 9–13 Hz), mitteltiefer (Zunahme von Thetawellen 4–8 Hz) und tiefer hypnotischer Trance (Zunahme von Deltawellen 0,5–3 Hz). Im wachbewussten Zustand zeigt das EEG hauptsächlich Betawellen (14–30 Hz). Je wacher wir also sind, desto höher wird die Frequenz unserer Hirnwellen.

Hypnotische Techniken

Grundsätzlich läuft eine Hypnose in folgenden Phasen ab: Induktion (Einleitung), Hauptteil mit Anwendung, Exduktion (Ausleitung). Es gibt auch – je nach Richtung und Zielsetzung – unterschiedliche Methoden und Übungen. Einige sehr effektive stellen wir Ihnen nun vor, beginnend mit einer Grundübung, die Sie sowohl als Einleitung vor dem Autogenen Training als auch allein für sich als kurze Kraftübung (z. B. bei der Selbsthypnose oder als Ergänzung vor einer geführten Hypnose) anwenden können.

Übung »Mein Wohlfühlort«

Nehmen Sie eine gemütliche Position ein und schließen Sie Ihre Augen. Machen Sie sich nun gedanklich auf den Weg zu Ihrem ganz persönlichen Wohlfühlort, wo Sie sich erholen und Kraft tanken können. Nehmen Sie wahr, was das für ein Ort genau ist. Sind Sie im Freien oder in einem Gebäude? Ist jemand bei Ihnen? Falls Sie in der Natur sind: Welche Pflanzen und Tiere erkennen Sie? Spüren Sie die besondere Atmosphäre um sich herum. Je länger Sie hier sind, desto besser fühlen Sie sich. Nehmen Sie Ihren Wohlfühlort mit allen Sinnen wahr und tanken Sie Energie (1–2 Minuten). Strecken und dehnen Sie sich dann und öffnen Sie Ihre Augen.

Wenn es ein Foto oder ein Lied gibt, das Sie mit Ihrem Wohlfühlort verbinden, können Sie immer wieder als kleine Erinnerungsstütze damit arbeiten.

Ressourcenorientierte Hypnose mit Anker

In der Hypnose nutzen wir gerne die Arbeit mit körpereigenen Ressourcen. Das sind geistige Quellen, die unser Unterbewusstsein mit vergangenem Erlebten oder möglicherweise in der Zukunft geschehenden Situationen verknüpft, wo wir uns genauso fühlen bzw. gefühlt haben, wie wir es uns wünschen. Diese Ressourcen sollen uns helfen, Anker zu kreieren, mit denen wir im Alltag die gewünschten Gefühle jederzeit abrufen und auch verstärken können. Unter Ankern versteht man in der Hypnose Schlüsselreize, die an bestimmte Emotionen oder Vorstellungen geknüpft sind. Dies können taktile (Berührungen, Gegenstände), auditive (Klänge), visuelle (Vorstellungen), kinästhetische (Bewegung), olfaktorische (Klänge) oder gustatorische (Geschmack) Reize sein.

So arbeiten Sie mit einer bestimmten Ressource und kreieren sich Ihren eigenen Anker:

- **Wunschgefühle:** Notieren Sie sich 2–3 positiv formulierte Wunschgefühle, die Sie anstatt von Müdigkeit und Erschöpfung gerne spüren möchten.
- **Definition Ihres Wohlfühlortes:** Machen Sie sich detailliert Gedanken über einen für Sie optimalen Wohlfühlort (siehe Übung Seite 142).

Übung »Meine kraftvolle Ausstrahlung«

Finden Sie eine für sich bequeme Position im Sitzen oder im Liegen. Nehmen Sie einen kräftigen Atemzug und schließen Sie dann Ihre Augen. Werden Sie immer ruhiger und lassen Sie eine angenehme Entspannung über Ihren Körper streichen. Auch Ihr Geist kommt zur Ruhe. Begeben Sie sich an Ihren persönlichen Wohlfühlort und erleben Sie diesen so klar wie möglich. Genießen Sie dort die Zeit. Machen Sie in Ihrer Vorstellung dann einen Sprung in die Zukunft, wo Sie sich genau so fühlen, wie Sie es sich notiert haben. Beobachten Sie, wie dieses zukünftige Ich von Ihnen aussieht. Wie spricht es? Wie bewegt es sich? Welche sonstigen Veränderungen können Sie feststellen? Bitten Sie Ihr zukünftiges Ich nun, Ihnen eine Farbe zu nennen, die mit Ihren Wunschgefühlen verbunden ist. Stellen Sie sich vor, wie diese Farbe Sie einhüllt und Sie in dieses wunderbare Gefühl eintauchen. Ihre Ausstrahlung nimmt ebenfalls diese Farbe an und strahlt weit von Ihnen ab. Sie leuchten in dieser Farbe und wissen, dass Sie auch künftig immer wieder auf Ihre Wunschgefühle zurückgreifen können, wenn Sie an diese Farbe denken. Kehren Sie mit 2–3 tiefen Atemzügen und geöffneten Augen zurück.

- **Nacharbeit:** Wiederholen Sie die Hypnose gerne immer wieder nach Bedarf. Sie können auch einfach nur die Farbe nutzen und sich diese als Ihre Ausstrahlung vorstellen. Wenn Sie möchten, können Sie gerne ein Bild von sich verwenden und dieses digital oder ausgedruckt nutzen, um die von Ihnen ausgehenden Farbstrahlen zu zeichnen. Lassen Sie Ihre Farbe zu einem kraftvollen Begleiter werden, der von innen heraus Ihre Ausstrahlung mehr und mehr positiv verändert.

Tipps

- Nehmen Sie diese Hypnose mit einer Aufnahme-App auf oder lassen Sie sich diese von einer Vertrauensperson vorlesen.
- Wenn Sie jemand anderen um Unterstützung bitten, dann leiten Sie denjenigen an, bei den Wunschgefühlen nur Ihre individuellen Wörter zu verwenden. Wenn es um die Farbe der Ausstrahlung geht, benennen Sie diese, damit die Person die Farbe auch genauso bezeichnen kann.
- Falls Sie sich unwohl fühlen sollten, vereinbaren Sie mit Ihrer Vertrauensperson ein Signal, dass diese Sie mithilfe des letzten Satzes im Text wieder zurückholt. Wenn Sie nur mit einer Aufnahme arbeiten, überlegen Sie sich vorher, wie Sie die Hypnose frühzeitig beenden können.
- Schaffen Sie vor der Hypnose eine Wohlfühlatmosphäre. Achten Sie darauf, ungestört zu sein.

Selbsthypnose

Die Hypnose kann in der Selbstanwendung ein sehr kraftvolles Instrument sein, das Ihre Selbstwirksamkeit stärkt und Sie eine aktive Rolle bei der Stärkung Ihres Wohlbefindens einnehmen lässt. Viele der im praktischen Teil vorgestellten Techniken und Übungen können Sie im Rahmen Ihrer persönlichen Selbsthypnose einsetzen und diese somit immer wieder neu gestalten.

Was zeichnet eine Selbsthypnose aus?

- volle Kontrolle über Dauer und Inhalte
- individuelle Gestaltung der jeweiligen Zielsetzungen
- Kreation einer persönlichen Ein- und Ausleitungsphase
- selbsttätige Durchführung ohne fremde Unterstützung
- begrenzte, jedoch mögliche Selbstregulation der Trance-Tiefe

Anleitung »Selbsthypnose«

Ziel festlegen: Überlegen Sie sich im Vorfeld, was Sie mit der Selbsthypnose erreichen möchten. Formulieren Sie dies genau. Möchten Sie sich besser entspannen, konzentrierter arbeiten oder mehr Energie haben? Auch Wunschgefühle können Sie aufgreifen.

Einleitungsphase: Finden Sie heraus, wie Sie am besten in den Zustand der hypnotischen Trance gelangen. Manche Menschen legen sich hin, andere sitzen lieber. Sie können auch einen tiefen Atemzug nehmen und dann die Augen schließen. Es ist möglich, in Gedanken eine Treppe nach unten zu steigen und sich mit jeder Stufe mehr zu entspannen. Auch eine visualisierte Liftfahrt nach unten ist als Einstieg möglich.

Anwendungsphase: Nun geht es darum, an Ihrem Ziel zu arbeiten und mithilfe des Unterbewusstseins Veränderungen anzustoßen. Dabei können zum Einsatz kommen:

- Fantasiereisen
- Visualisierungen
- Anker oder Ressourcen aus der ressourcenorientierten Hypnose
- Übungen aus dem Autogenen Training
- individuelle Formeln und Suggestionen
- Atemtechniken

Ausleitungsphase: Auch hier gilt, für sich die optimale Vorgehensweise zu finden, um aus der Selbsthypnose zurückzukehren. Sie können die Stufen zurück nach oben gehen oder den Lift hochfahren, sich strecken und dehnen oder ein paar Mal bewusst durchatmen.

Tipps

- Arbeiten Sie zu Beginn mit einem Timer, den Sie auf eine bestimmte Zeit einstellen, für den Fall, dass Sie einschlafen sollten.
- Notieren Sie sich Ihre Selbsthypnose detailliert, damit Sie sie eine Weile regelmäßig anwenden können (1–2 Wochen).
- Achten Sie bei der Durchführung auf eine förderliche Atmosphäre.
- Wenn Sie die Selbsthypnose erst einmal verinnerlicht haben, können Sie diese auch im Büro, in der Bahn oder wo auch immer ausüben.
- Finden Sie heraus, wie oft und zu welcher Tageszeit Ihnen die Selbsthypnose den größtmöglichen Effekt bringt.

Fantasiereisen

Wahrscheinlich haben Sie schon häufiger von Fantasiereisen gehört, als Sie vermuten. Oft werden sie auch als Meditationen bezeichnet, obwohl es sich dabei um geführte Hypnosen handelt. Während einer Fantasiereise tauchen Sie tief in Ihr Unterbewusstsein ein und nutzen gezielte Vorstellungen, Elemente sowie Prozesse, um eine gewünschte Wirkung zu erzielen.

Ein wichtiger Aspekt von Fantasiereisen liegt in der Entspannung, die dabei helfen soll, in den Zustand der hypnotischen Trance einzutauchen. Dort angekommen, wird die Fantasiereise viel realer und tiefgreifender erlebt, je mehr Sinne Sie dabei ansprechen. Die Aufmerksamkeit wird auf Sehen, Riechen, Hören, Fühlen und Schmecken gelegt.

Merkmale einer Fantasiereise

- Eintauchen in einen hypnotischen Trancezustand
- Nutzen vorgegebener Vorstellungen, Suggestionen sowie eingeleiteter Prozesse (Loslassen, Aktivieren etc.)
- Erleben spezieller Umgebungen und Inhalte, die es so in der Realität nicht gibt
- Anstoßen von geplanten Zielen, wichtigen Veränderungen sowie Neubewertungen im Unterbewusstsein

Fantasiereise »Kraftquell«

Machen Sie es sich in einer bequemen Position gemütlich. Atmen Sie tief ein und schließen Sie sanft Ihre Augen. Nehmen Sie im Atemrhythmus die Bewegungen von Bauch und Brustkorb wahr. Immer tiefer entspannen Sie sich. Die Gedanken verlieren zunehmend ihren Einfluss. Blutdruck und Muskelspannung verringern sich. Innere Spannungen lösen sich auf. Sie tauchen nach und nach in Ihre Innenwelt ein. Dort gibt es einen ganz besonderen Ort: Ihren persönlichen Kraftquell.

Energie-Tipp

Unsere Fantasie ist die »Spielwiese des Unterbewusstseins«. Entscheiden Sie daher genau, wie diese aussehen soll: trüb und düster oder heiter und lebensfroh. Finden Sie kraftvolle Erinnerungen, Märchen und Geschichten, die Ihnen in Form von Fantasiereisen Kraft und Energie schenken.

Stellen Sie sich vor, wie sich um Sie herum eine ruhige Naturlandschaft bildet, mit grünen Wiesen und Feldern. Vielleicht können Sie Hügel sehen und die Vögel in den Bäumen zwitschern hören. Der Wind streicht sanft über Ihre Haut und Sie riechen das saftige Grün. Während Sie entlang eines kleinen Wanderweges spazieren, gelangen Sie zu einer Felsformation, aus der eine muntere Quelle sprudelt. Dies ist Ihr persönlicher Kraftquell. Setzen Sie sich davor und beobachten Sie, wie das klare Wasser aus den Tiefen der Erde heraussprudelt.

Auch in Ihnen gibt es ungenutzte Reserven sowie verborgene Energien, die nur darauf warten, entdeckt zu werden. Die immerwährende und fließende Aktivität des Kraftquells zeigt Ihnen, wie viel Leben in Ihnen steckt. Wenn Sie möchten, erfrischen Sie sich mit dem heilsamen Wasser oder nehmen Sie mit beiden Händen einen Schluck. Sofort werden all Ihre Sinne erfüllt von Vitalität, Reinheit und Energie. Nehmen Sie so viele Schlucke von der Quelle, wie Sie möchten. Sie können diesen Ort jederzeit besuchen und sich daran erinnern, wenn Sie sich müde und abgeschlagen fühlen. Machen Sie sich nun langsam auf den Rückweg zu der Stelle, wo Ihre Reise begonnen hat. Bewegen Sie sich wieder und öffnen Sie dann Ihre Augen.

Check-up danach

- Wiederholen Sie diese Fantasiereise vor allem dann, wenn Sie einen deutlichen Energieknick spüren.
- Kombinieren Sie diese Übung anschließend mit reichlich klarem Trinkwasser, um Körper und Geist zusätzlich zu stimulieren.
- Kombinieren Sie die Fantasiereise gerne mit Entspannungsmusik, beispielsweise mit Wasserplätschern oder Ähnlichem.
- Definieren Sie nach der Übung 2–3 Handlungen, um frischer im Alltag zu bleiben, beispielsweise Stoßlüften, kräftige Atemzüge, Körper ausschütteln.

Fantasiereise »Powerturbo«

Setzen oder legen Sie sich so hin, dass Sie sich gut entspannen können. Schließen Sie Ihre Augen. Nehmen Sie sich die Zeit, die Sie brauchen, um zur Ruhe zu kommen. Jeder Atemzug führt Sie tiefer in die Entspannung. Genießen Sie es! In Ihrer Vorstellung begeben Sie sich nun in den Schutz eines kraftvollen, gesunden Waldes. Spüren Sie den weichen Moosboden unter Ihren Füßen und atmen Sie den Duft von Tannennadeln und Laub ein. Schlendern Sie vorbei an Baumstümpfen zu einer sonnenbeschienenen Lichtung. Treten Sie aus dem Schatten der Bäumer heraus und lassen Sie die Sonnenstrahlen auf Ihren Körper scheinen.

Nehmen Sie wahr, wie Ihre Beine fest verbunden sind mit dem Waldboden. Körper und Geist tanken dankbar die Sonnen- und Bodenenergie wie eine Pflanze. Reiben Sie mit Ihrer rechten Fußsohle über die Innenseite des linken Unterschenkels. Ähnlich, wie man ein Streichholz entzündet, aktivieren Sie so jetzt Ihren Powerturbo. Eine aktivierende Energie erfüllt Ihren Körper und schärft Ihren Geist. Spüren Sie, wie der Turbo die Müdigkeit wegbläst und Sie ein neues Körpergefühl entwickeln. Bleiben Sie noch eine Weile auf der Waldlichtung, bevor Sie mit dem aktiven Turbo wieder in Ihren Raum zurückkehren und Ihre Augen öffnen.

Check-up danach

- Sie können die Fantasiereise auch tatsächlich in einem Waldstück durchführen und die Natur so noch realer erleben.
- Überlegen Sie, was in Ihrem Alltag dazu beitragen kann, dass Sie Ihren Powerturbo stärken können. Die geistige Aktivierung ist das eine, die materielle Umsetzung das andere.
- Probieren Sie das Reiben Ihres rechten Fußes an der Außenseite Ihres linken Beins auch in der Wirklichkeit aus, um sich an diese Reise zu erinnern und Energie im Körper zu aktivieren.

Visualisierungen

Visualisierungen (Vorstellungen) sind ein zentraler Bestandteil der Hypnose und unumgänglich in der Arbeit mit dem Unterbewusstsein. Wir alle kennen Fotos oder Erinnerungen an Momente, an die

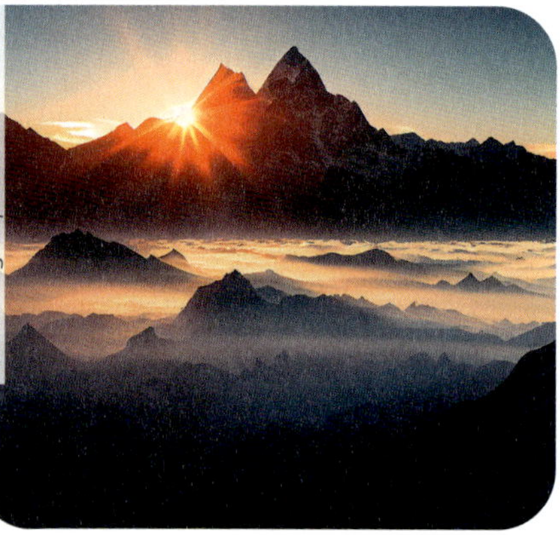
© XtravaganT/stock.adobe.com

wir gerne zurückdenken oder die wir lieber vergessen möchten. Eine Vorstellung in Form eines Bildes, einer Farbe, eines Gegenstandes, eines Symbols, einer Zeichnung oder eines Ortes kann bereichernde oder belastenden Emotionen auslösen.

Auch in Bezug auf Müdigkeit gibt es Dinge, die Sie mit Herausforderungen, Druck, Stress oder einem Gefühl der Hilflosigkeit verbinden. Dies kann ein volles Postfach Ihrer E-Mails, ein Stapel abzuarbeitender Dokumente, eine ewig lange To-do-Liste, die Steuererklärung oder ein bevorstehender Wohnungsputz sein. Auch zwischenmenschliche Konflikte oder Termine können in Form von Vorstellungen Kraft und Energie kosten, obwohl sich diese nur gedanklich abspielen und die Ereignisse gar nicht so eintreffen müssen.

Deshalb möchten wir Ihnen die Kraft positiver Visualisierungen näherbringen. Diese sollen Ihnen helfen, Ihre Müdigkeit in Lebenskraft und -freude, Vitalität, geistige Frische, Dynamik und Motivation umzuwandeln. Mit den Beispielen möchten wir Sie auch dazu anregen, eigene Visualisierungen zu entwickeln. Auf diese Weise können Sie Ihre Vorstellungskraft optimal nutzen, um der Müdigkeit den Zahn zu ziehen und dementsprechend eine positive Ausstrahlung zu fördern.

Visualisierung »Aurora«

Setzen Sie sich gemütlich hin und schließen Sie mit einer kräftigen Ausatmung Ihre Augen. Stellen Sie sich vor, Sie sitzen auf einer kleinen Anhöhe in den Bergen und blicken auf die Landschaft. Diese ist noch in Dunkelheit getaucht. Plötzlich nehmen Sie einen kleinen Schimmer in der Ferne wahr – der erste Funke des Morgens begrüßt Sie! Beobachten Sie dieses Naturspektakel und nehmen Sie wahr, wie das Licht immer mehr an Kraft gewinnt. Rosa-, orange-, gelb- und rotfarbene Schleier bilden sich am Horizont und stellen die Umgebung wie ein gemaltes Ölgemälde dar. Das Licht berührt auch das gesamte Tal, das unter einer dicken Nebeldecke eingebettet liegt. Das Farbenspiel des Himmels hat nun seinen Höhepunkt erreicht und heißt den neuen Tag herzlich willkommen. Spüren Sie, was der Tagesbeginn in Ihnen auslöst. Lassen Sie sich von der Morgenröte inspirieren und erfüllen. Wie hier können Sie an jedem Moment des Tages neu beginnen und bis zur Schlafenszeit viele Dinge anstoßen. Bleiben Sie beim Bild der Morgenröte und öffnen Sie dann wieder Ihre Augen.

Visualisierung »Unvergleichliches Lachen«

Setzen Sie sich mit geradem Rücken auf einen Stuhl. Nehmen Sie einen tiefen Atemzug und schließen Sie Ihre Augen. Rufen Sie in Ihrer Vorstellung das Gesicht eines lieben Menschen hervor. Sehen Sie ganz deutlich seine Gesichtszüge und lassen Sie die Person nun herzhaft lachen. Nehmen Sie wahr, wie sich sein Gesicht und seine Ausstrahlung dadurch verändern. Spüren Sie, wie das Lachen und seine fröhlichen Gesichtszüge auch auf Sie übergehen. Lassen Sie sich anstecken von der positiven Energie Ihres Gegenübers. Erkennen Sie, dass wir alle ein unvergleichbares Lachen haben, das vor Lebendigkeit strotzt. Konzentrieren Sie sich noch eine Weile auf das lachende Gesicht des geliebten Menschen und öffnen Sie dann langsam wieder Ihre Augen.

Visualisierung »Wasserfall im Dschungel«

Suchen Sie sich einen markanten Punkt im Raum aus und schließen Sie nach einigen tiefen Atemzügen Ihre Augen. Stellen Sie sich einen wunderschönen tropischen Regenwald vor. Dieser beherbergt viele exotische Pflanzen und einen großen, wilden Wasserfall. Sein Wasser sammelt sich in einem klaren Teich am Boden. Spüren Sie, was dieser Wasserfall in Ihnen auslöst. Was symbolisiert er für Sie? Reinheit, Klärung, Lebensenergie, Frische? Stellen Sie sich vor, Sie stehen unter dem Wasserfall und lassen alles von sich abwaschen, was Sie ermüdet und Sie Kraft kostet. Bleiben Sie eine Weile bei diesem Bild. Treten Sie dann aus dem Wasserfall heraus, schütteln Sie sich, werfen Sie noch einmal einen Blick darauf. Kehren Sie dann ins Hier und Jetzt zurück und öffnen Sie Ihre Augen.

Check-up danach Egal, welche Visualisierung Sie nutzen, wir empfehlen, im Anschluss eine kurze Reflexion durchzuführen. Folgende Punkte können Ihnen helfen:

- Wie haben Sie die Übung erlebt?
- Welche Unterschiede im Vergleich zu vorher fallen Ihnen auf?
- Hat sich Ihr Energielevel verändert? Wenn ja, wie?
- Welche Erkenntnisse nehmen Sie mit?

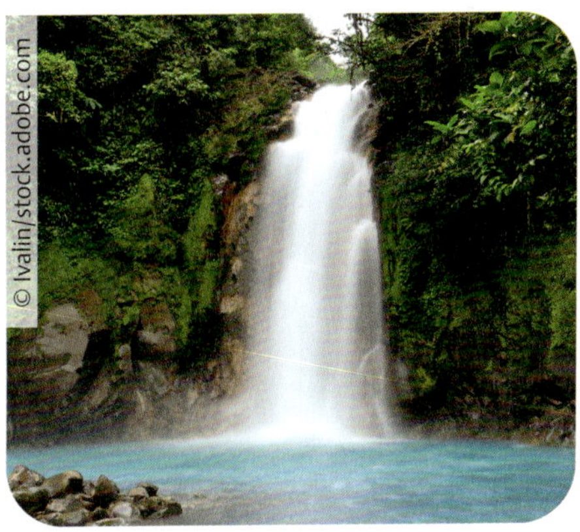

Energie-Tipp

Wechseln Sie Ihre persönlichen Visualisierungen ab, damit sie sich nicht so stark automatisieren und die für Sie aktivierende Bedeutung verlieren. Sie haben schließlich Ihre Collage, um jederzeit auf ein anderes Element zurückgreifen zu können. Falls es Tage gibt, an denen das gewählte Bild nicht den gewünschten Effekt bringt, können Sie auf eine andere Visualisierung zurückgreifen.

Übung »Sammlung anregender Visualisierungen«

Nun dürfen Sie noch selbst kreativ werden und interaktiv Ihre eigenen Visualisierungen gestalten:

- Halten Sie fest, wie Sie sich gerne fühlen möchten.
- Überlegen Sie kurz, welche Farben, Orte, Symbole, Gegenstände, Menschen, Tiere oder Pflanzen Sie mit Ihren notierten Gefühlen verbinden.
- Wählen Sie zwei davon aus, mit denen Sie arbeiten möchten. Der Rest kann in Form einer Fotocollage auf Ihrem Smartphone gespeichert oder als Sperrbildschirm eingestellt werden.
- Sorgen Sie dafür, dass Sie von den ausgewählten Elementen ein Bild/Foto haben (gerne auch digital). Das macht die Visualisierung anfangs leichter.
- Setzen Sie sich aufrecht hin und betrachten Sie das Bild in einem Abstand von 30–50 cm. Richten Sie Ihren Blick nur darauf und lassen Sie sich förmlich hineinziehen. Schließen Sie dann Ihre Augen und erleben Sie den entsprechenden Ort, die Erinnerung, die Farbe, den Menschen, den Gegenstand oder das Tier, als würden Sie leibhaftig davorstehen.
- Nehmen Sie wahr, wie Sie sich fühlen. Welche Gedanken kommen Ihnen in den Sinn? Was lösen das gewählte Bild und die Visualisierung bei Ihnen aus?
- Genießen Sie die lebendige Vorstellung und fühlen Sie, wie sich Ihr gesamter Zustand dadurch verändert. Bleiben Sie noch einige Augenblicke bei dieser Visualisierung, und öffnen Sie dann wieder Ihre Augen.
- Notieren Sie Ihre Erfahrungen und wiederholen Sie die Schritte 4–7 eine Woche lang täglich. Danach können Sie mit den anderen Elementen arbeiten.

Meditation und Achtsamkeit

Meditation und Aufmerksamkeit können dabei helfen, sich wertungsfrei mit der Müdigkeit und den damit verbundenen körperlichen und auch geistigen Auswirkungen auseinanderzusetzen.

Meditation und Achtsamkeit sind in aller Munde und werden häufig zu den Entspannungsverfahren gezählt. Wir möchten ihnen im Rahmen der Betrachtung für die postvirale Müdigkeit ein eigenes Kapitel widmen: einerseits, weil diese wichtigen Themen nicht im Entspannungskapitel untergehen sollen, andererseits, weil sie nicht zu den Entspannungsverfahren gezählt werden sollten.

Das Wesen der Meditation

Der Begriff »Meditation« kommt vom Lateinischen »meditatio«, was »Nachdenken, Versunkensein in Gedanken, Nachsinnen« bedeutet. In allen Kulturen der Welt kommen ähnliche Techniken vor mit dem Ziel, die Aufmerksamkeit auf das Innere zu richten, bei sich zu sein und spirituelle Erkenntnisse zu gewinnen.

Wie bereits im Kapitel »Die Kraft des Unterbewusstseins« (Seite 141) erwähnt, werden viele Fantasiereisen und angeleitete Hypnosen allgemein irrtümlich als Meditationen bezeichnet. Doch Hirnstrommessungen (EEG) weisen deutliche Unterschiede zwischen hypnotischer und meditativer Trance auf. Dazu gibt es etwa Studien der University of Wisconsin-Madison von 2010, für die meditierende Mönche mittels MRT untersucht wurden. Es wurde auch erforscht, welche hirnanatomischen Vorgänge dabei in Bewegung gesetzt werden.

Viele Menschen denken bei Meditation an Entspannung. Natürlich kann die Meditation auch entspannend wirken. Die Grundauslegung einer Meditation ist, dass sie kein Ziel verfolgt. Es geht dabei vielmehr um die Wahrnehmung, um Fokus und Neutralität, das Nichtwerten. Durch die zunehmende Fokussierung lässt sich auch feststellen, dass das Zeitempfinden verloren geht. Sie verstreicht viel langsamer. Der Zustand in der Meditation kann einer unbeteiligten Beobachterrolle gleichen. Aus ihr heraus blicken wir auf ein Ereignis oder ein aktuelles Thema unseres Lebens, sind allerdings gelöster von damit verbundenen Erfahrungen, Gedanken und Erinnerungen. Emotionen treten in der meditativen Trance eher in den Hintergrund und eine neutralere Haltung kann erreicht werden.

Meditation als Fokusturbo

Der Unterschied zwischen Hypnose und Trance liegt zum einen in den konträren Hirnfrequenzen: Meditative Trance kann vermehrt Gammawellen aufweisen (> 30 Hz), hypnotische Trance hingegen Alpha-, Theta- und Deltawellen (13–0,5 Hz). Andererseits zielt die Hypnose auf eine Neubewertung eines Themas (z. B. Müdigkeit ab), während Meditation den gesamten Fokus auf das Thema lenkt, frei von Bewertung.

Bleiben wir zur Erläuterung der Meditation beim Thema Müdigkeit: Die Hypnose würde nun versuchen, herauszufinden, wie Sie sich stattdessen fühlen möchten (fit, lebendig, frisch etc.). Dabei würde, wie im vorigen Kapitel gezeigt, mit Ressourcen, Vorstellungen sowie Suggestionen gearbeitet werden, damit Sie diese Gefühle nach und nach abrufen und speichern können. In der Meditation gehen wir einen gänzlich anderen Weg: Hier möchten wir die Aufmerksamkeit auf den Körper legen und gleichzeitig den Geist schulen, den Fokus zu halten. Der meditative Zustand kann entspannend sein, allerdings stellt er für unser Gehirn eine Höchstleistung dar. Das Gehirn kann so nicht nur Stress abbauen, sondern es gelangt auch in eine Ausgeglichenheit. Belastende Erinnerungen, Vorstellungen, oder Gefühle, in diesem Fall zur Müdigkeit, werden abgelöst und neutralisiert.

Vorübungen

Bevor Sie mit einer Meditation starten, sammeln Sie erst einmal Erfahrungen mithilfe der folgenden Vorübungen:

Stift: Nehmen Sie einen Stift zur Hand und halten Sie seine Spitze so vor Ihre Augen, dass Sie nur diese fokussieren. Konzentrieren Sie sich jetzt völlig auf die Spitze. Auch wenn Gedanken kommen, kehren Sie wieder zur Spitze zurück. Stellen Sie sich ggf. einen Timer auf 1 Minute. Die Zeit wird Ihnen mit Sicherheit länger vorkommen!

Punkt im Raum: Sie können denselben Ablauf mit einem Punkt im Raum oder auf einem Blatt Papier durchführen. Auch hier gilt es, Ihre gesamte Konzentration nur auf diesen Punkt zu richten.

Kerzenflamme: Die Flamme einer Kerze eignet sich ebenfalls ideal. Wie bei den vorherigen Vorübungen betrachten Sie hier nur die Flamme. Sollten Sie von Gedanken oder Vorstellungen abgelenkt werden, kehren Sie sofort wieder zur Flamme zurück.

Übung »Einfache Atemmeditation«

Setzen Sie sich mit geradem Rücken hin und schließen Sie Ihre Augen. Beobachten Sie nun 10 Atemzüge lang Ihren Atemstrom und zählen Sie dabei mit. Eins: Einatmen und spüren, wie die Luft durch Ihre Nase einströmt. Zwei: Ausatmen und wahrnehmen, wie die verbrauchte Luft durch Ihre Nase ausströmt. Zählen Sie immer weiter und bleiben Sie mit Ihrer Aufmerksamkeit nur bei diesem Vorgang, alles andere ist gleichgültig. Wenn Sie fertig sind, öffnen Sie wieder Ihre Augen. Notieren Sie sich Ihre Wahrnehmungen während der Meditation und beschreiben Sie Ihren Zustand danach.

Übung »Außerkörperliche Selbstbeobachtung«

In der Meditation geht es speziell darum, sich von Zeit und Raum zu lösen. Vor allem bei Müdigkeit, dem Gefühl von Nebel im Kopf oder bei geistiger Erschöpfung kann daher folgende Meditation wohltuend wirken.

Setzen Sie sich aufrecht oder im Lotussitz hin und schließen Sie Ihre Augen. Stellen Sie sich vor, Sie beobachten sich selbst von außen in Ihrer gegenwärtigen Position. Betrachten Sie sich frei von Bewertungen von Kopf bis Fuß, von vorn und hinten. Finden Sie dann eine Perspektive, von der aus Sie sich genau wahrnehmen. Bleiben Sie dabei und führen Sie Ihre gesamte Energie nur auf dieses Bild, in dem Sie sich selbst sitzen sehen. Wenn Sie gedanklich abdriften sollten, kehren Sie einfach wieder zu Ihrer Beobachtung zurück. Nur Sie in dieser sitzenden Position sind jetzt wichtig. Öffnen Sie dann wieder Ihre Augen. Können Sie Unterschiede im Vergleich zur Atemmeditation feststellen?

Übung »Raum- und zeitlose Perspektive«

Nehmen Sie eine angenehme Sitzposition ein und schließen Sie Ihre Augen. Machen Sie sich für einen Moment Ihre Position im Raum und den aktuellen Zeitpunkt bewusst. Heben Sie nun in Ihrer Vorstellung den Schleier der Zeit, der den Menschen Termine vorgibt. Es gibt nur noch den jetzigen Moment. Heben Sie auch die Begrenzungen des Raumes auf, indem Sie die Wände des Zimmers verschwinden lassen. Es existiert nur noch das Hier und Jetzt. Konzentrieren Sie sich ganz auf diese raum- und zeitlose Perspektive. Gestern und morgen lösen sich ebenso auf wie vorn und hinten, links und rechts. Sie bleiben nur im

Hier und Jetzt. Langsam entwickeln Sie wieder ein Zeitgefühl, spüren sich wieder in diesem Raum, in dem Sie sich befinden, und öffnen Ihre Augen. Wie fühlen Sie sich in der raum- und zeitlosen Perspektive? Wie wirkt sich diese bei regelmäßiger Anwendung auf Ihre Müdigkeit aus?

Optimales Üben

Zeitlimit: Wir empfehlen Ihnen, anfangs nur kurze Zeit zu üben, weil es für die meisten Menschen anfangs sehr schwierig sein kann, sich längere Zeit zu konzentrieren. Zwei bis drei Minuten reichen. Stellen Sie sich dazu einfach einen Timer.

Langsame Steigerung: Wenn Sie noch keine Erfahrung mit Meditationen haben, sollten Sie möglichst einfache wählen, beispielsweise die Atemmeditation. Später können Sie die Komplexität steigern.

Energie-Tipp

Führen Sie Meditationen vor allem dann durch, wenn Sie sich müde fühlen, einen Energiekick brauchen oder sich in der Aufgabenflut zu verirren drohen. Optimal kann es morgens nach dem Aufstehen, in der Mittagspause oder kurz nach Arbeitsende sein.

Körperposition: Nehmen Sie bei den hier vorgestellten Meditationen die Sitzposition ein. Je nach körperlichem Zustand kann das ein Schneider- oder ein Lotussitz sein, Sie können auch auf einem Stuhl oder dem Sofa Platz nehmen.

Atmosphäre: Nutzen Sie eine ruhige Atmosphäre, die es Ihnen leicht macht, sich zu konzentrieren. Sie können entscheiden, ob Sie Musik einsetzen, sich mit einer Decke zudecken oder den Raum etwas abdunkeln möchten.

Achtsamkeit

Diesen Begriff haben Sie möglicherweise schon gehört oder gelesen. Tatsächlich wird Achtsamkeit immer beliebter und in vielen Bereichen genutzt. Wir empfinden sie, vor allem im Zusammenhang mit der Meditation, als äußerst sinnvoll und bereichernd.

Unter Achtsamkeit verstehen wir eine besondere geistige Haltung, die durch eine spezielle Wahrnehmung und Sensibilität gekennzeichnet ist. Dabei spielen unsere Sinne eine wichtige Rolle. Achtsamkeit steht im Gegensatz zum Multitasking, da wir uns hier mit voller Aufmerksamkeit und Konzentration nur einer Aufgabe widmen. Außerdem schult sie, sich des Moments bewusst zu sein und Ablenkungen auszublenden.

Verschiedenste Bücher, Kurse und Seminare bieten zur Achtsamkeit viele Tipps und Übungen, um die eigene Sensibilität und Konzentration zu verfeinern und den Geist wachzuhalten. Wir möchten Ihnen die Achtsamkeit als Instrument näherbringen, das müdigkeitsbedingte körperliche sowie geistige Trägheit in den Hintergrund treten lassen soll. Je bewusster Sie mit Ihrer Umgebung, Ihrem Körper, mit jeglichem Reiz umgehen, desto frischer und klarer fühlen Sie sich. Müdigkeit kann schließlich auch die Folge von zu viel Information sein. Hier ist eine einfache Übung dazu:

Übung »Die Acht in aller Munde«

Nehmen Sie eine aufrechte Sitzposition ein und schließen Sie Ihre Augen. Konzentrieren Sie sich auf Ihre Zunge und spüren Sie ihre Lage. Zeichnen Sie nun mit Ihrer Zunge dreimal im Uhrzeigersinn eine Acht über Ihren Gaumen. Nehmen Sie ihre Bewegungen genau wahr. Nachdem Ihre Zunge in die Ausgangslage zurückgekehrt ist, wiederholen Sie den Vorgang, indem sie dreimal eine Acht gegen den Uhrzeigersinn über den Gaumen zeichnen. Beobachten Sie die Bewegungen und spüren Sie die dabei entstehenden Empfindungen möglichst genau. Fühlen Sie abschließend nach und öffnen dann wieder Ihre Augen. Welche Bewegung ist Ihnen leichter gefallen: im oder gegen den Uhrzeigersinn? Wie nehmen Sie sich nach dieser Übung wahr?

Achtsamkeit im Alltag

Achtsamkeit können Sie nicht nur mittels einzelner Übungen trainieren, sondern auch mit einer bewussten Aufmerksamkeit und Sensibilität im Alltag. Dies kann bereits bei ganz unscheinbaren und regelmäßigen Aktivitäten geschehen.

Achtsames Essen und Trinken: Über unsere Geschmacksknospen lässt sich vieles herausfiltern, was wir häufig nicht bewusst wahrnehmen. Wählen Sie eine Mahlzeit des Tages, bei der Sie achtsam kauen und bei jedem Bissen Ihren Geschmackssinn trainieren.

Achtsames Gehen: Wenn Sie in der Arbeit kurze, aber regelmäßige Gehstrecken haben, spüren Sie bewusst jeden Schritt, die Bewegungen Ihrer Beine und die Aktivitäten Ihrer Muskeln.

Achtsames Greifen: Falls Sie einen Stift zur Hand haben, spüren Sie bewusst, wie Ihre Finger diesen umschließen. Beobachten Sie die Bewegungen beim Schreiben, Buchstabe für Buchstabe.

Achtsame Sprache: Worte können wohltuend, jedoch auch verletzend sein. Achten Sie im Gespräch bewusst auf Ihre gewählten Worte und Ausdrücke. Sind sie positiv oder negativ? Wie könnte es Ihrem Gegenüber damit gehen?

Achtsame Gedanken: Unsere Gedanken sind die Basis unserer Gefühle. Entscheiden Sie sich für einen kurzen Zeitraum,

Energie-Tipp

Lassen Sie Ihren Alltag achtsamer und bewusster werden, und finden Sie heraus, was Sie bisher daran gehindert hat. Welche Informationsquellen oder sonstigen Belastungen können Sie reduzieren? Welchen Aspekten Ihres Lebens möchten Sie mehr Aufmerksamkeit schenken, um innerlich erfüllter sein zu können?

zum stillen Beobachter Ihrer Gedanken zu werden: Gibt es Dinge, um die sie sich besonders kreisen? Welche Gefühle und Emotionen entstehen? Beschäftigen sich die Gedanken mit äußerlichen Gegebenheiten oder in Bezug auf Sie selbst? Wählen Sie positive oder negative Gedankeninhalte?

Achtsames Lauschen: siehe die nachfolgende Übung

Übung »Achtsames Lauschen«

Wählen Sie einen ruhigen, unberührten Platz in der Natur, wo Sie sich setzen können. Schließen Sie Ihre Augen. Lenken Sie die gesamte Aufmerksamkeit auf Ihr Gehör. Lauschen Sie den Geräuschen der Umgebung. Alles andere verschwindet im Hintergrund. Seien Sie vollkommen fokussiert auf die Geräusche Ihrer Umgebung, ob laut oder wenig hörbar. Alle Geräusche sind frei von Bewertungen, sie sind einfach da, wie unzählige andere Geräusche auch. Öffnen Sie anschließend wieder Ihre Augen.

Welche Geräusche waren für Sie am einprägsamsten? Welche Dinge konnten Sie hören, die Ihnen sonst kaum auffallen?

Klänge und Musik

Bestimmte Klangfrequenzen können Körper, Geist und Seele positiv stimulieren und zur Genesung beitragen.

Über Geschmack lässt sich bekanntlich streiten. Dies trifft vor allem auf Klänge und Musik zu. Was für manche »Katzenjammer« ist, bringt andere richtig in Stimmung. Auch auf unseren Energiehaushalt und die Aktivierung eigener Kraftreserven können Klänge einen nicht zu unterschätzenden Einfluss haben. Wenn Sie beispielsweise Jugendliche fragen, so werden Ihnen diese bestätigen, dass die richtige Musik ihre Stimmung bessert und sie gut durch den Tag begleitet. Bei Müdigkeit und Erschöpfung müssen wir achtsam vorgehen, wenn es um die Auswahl von Klängen geht, da wir schließlich unser System aus Körper, Geist und Seele sanft stimulieren möchten. Dazu möchten wir Ihnen einige leicht anwendbare Überlegungen mitgeben.

Einsatz von Neuromusik

Neuromusik erfreut sich auf Musikplattformen großer Beliebtheit und lässt sich ideal in den Alltag integrieren. Ihr Ziel ist es, entsprechende Gehirnfrequenzen auszulösen und unsere Denkzentrale positiv zu stimulieren. Dabei macht man sich die im Kapitel »Die Kraft des Unterbewusstseins« (Seite 141) erwähnten Alpha- (9–13 Hz), Theta- (4–8 Hz) und Deltawellen (0,5–3 Hz) zunutze. Auch Wissenschaft und Medizin interessieren sich in den letzten Jahren zunehmend für die Möglichkeiten von Klängen, Schwingungen und Frequenzen auf unsere Gehirnaktivitäten. In vielen Krankenhäusern werden sie bereits eingesetzt. Grund genug, Neuromusik zur Neuvernetzung auch bei postviraler Müdigkeit und Erschöpfung als Ergänzung anzuwenden. Dazu müssen wir diese allerdings etwas differenzieren.

Entspannende Frequenzen: Zwar zählt Neuromusik zur Entspannungsmusik, dennoch wirken manche Musiken tiefer als andere. Alpha-, Theta- und Delta-Musik kann hypnotische Trancezustände einleiten und eine leichte bis sehr tiefe Entspannung begünstigen. Wenn belastende Ereignisse, Lebenssituationen oder Stress Müdigkeit und Erschöpfung fördern, kann Ihr Gehirn diese Frequenzen zum Entspannen nutzen. Probieren Sie die unzähligen Musikstücke aus, die Sie auf diversen Plattformen finden.

Bewusstseinsstimulierende Frequenzen: Im wachbewussten Zustand weisen wir vermehrt Betawellen (14–30 Hz) auf. Wenn Sie Müdigkeit und die damit verbundenen tieferen Frequenzen verlassen und wacher werden möchten, kann Beta-Musik das Gehirn gut stimulieren, frischer zu werden und mehr die analytischen Areale zu gebrauchen. Experimentieren Sie auch hier, was Sie am meisten anspricht.

Meditationsfrequenzen: Wie im Kapitel »Meditation und Achtsamkeit« (Seite 151) erläutert, kann eine meditative Trance mit höheren Hirnwellen (Gammafrequenz, > 30 Hz sind möglich) verbunden sein. Wenngleich dieser Zustand Höchstleistung für unser Gehirn darstellt, befinden wir uns hier im kompletten Gegenteil zur Entspannung. Der dabei entstehende starke Fokus kann Frieden und Ruhe bringen, jedoch auch eine sehr ausgeprägte Wachheit fördern. Gamma-Musik kann dazu beitragen, diesen Zustand leichter abzurufen. Zwar ersetzt sie keinesfalls die Meditation und sollte auch nur wohldosiert verwendet werden, dennoch werden Sie Unterschiede im Vergleich zu Entspannungsfrequenzen wahrnehmen.

Hohe Frequenzen: Auf den gängigen Plattformen existiert auch eine Vielzahl an Musiken, die mit noch viel höheren Wellen arbeitet: Hier sind besonders die Harmonische Schwingung (432 Hz) und die Liebesschwingung (532 Hz) zu erwähnen. Die versprochenen Wirkungen sollte man stets mit Vorsicht genießen, da sie nicht wissenschaftlich untersucht sind. Zweifelsohne bieten sie eine angenehme Möglichkeit, Körper, Geist und Seele Gutes zu tun. Im Exkurs am Ende des Buches finden Sie den Chakren zugeordnete Frequenzen, in denen spezielle Klanggabeln gestimmt sind.

Musiken kolloidaler Metalle: Inzwischen sind auch Klänge erhältlich, die auf Basis unterschiedlicher kolloidaler Metalle komponiert wurden. Musiken mit Frequenzen, die genau die Energie des jeweiligen Metalls wiedergeben, können Sie ebenfalls positiv bei postviraler Müdigkeit unterstützen. Vor allem kolloidales Gold kann sehr aktivierend und belebend wirken.

Weitere Anwendungen

Neben der Neuromusik hat auch unser individueller Musikgeschmack eine nicht zu unterschätzende Bedeutung, wenn es um unser ganzheitliches Wohlbefinden geht. Mit Sicherheit haben auch Sie Lieder in Ihren Playlisten, die Ihnen Kraft geben, Sie auftanken lassen und Ihnen richtig viel Motivation schenken, auch wenn Sie sich ausgelaugt fühlen.

Übung »Mein Powersong«

Haben Sie einen Song, der Ihnen augenblicklich das Gefühl von Energie und Stärke gibt? Nutzen Sie das und spielen Sie ihn regelmäßig ab. So aktivieren Sie in sich nicht nur gute Schwingungen, sondern kommen immer wieder in eine anregende Atmosphäre. Sie können ihn auch als Klingelton für Ihren Wecker oder als Signalton für eingehende Anrufe einstellen. Falls Sie diesen besonderen Song noch nicht gefunden haben, warum nicht jetzt sofort danach suchen?

Mit Klanginstrumenten zu neuer Energie

Mit Sicherheit sind Ihnen Klangschalen schon mal irgendwo begegnet. Sie können dazu beitragen, Ihre eigene Frequenz zu heben und Ihren Energiestatus zu verbessern. Bei den allseits bekannten tibetanischen Klangschalen aus Messing gibt es die Kopfschale (am kleinsten, sehr heller Ton), die etwas größere Herzschale (heller Ton), die große Bauch- und Beckenschale (tiefer Ton) sowie die etwas kleinere Fuß- und Gelenkschale (mitteltiefer Ton).

Bei postviraler Müdigkeit und Erschöpfung kann die Fußschale in der Bauchlage auf die Fußsohlen gestellt und dort von einer anderen Person angeschlagen werden, während sie sie mit einem oder zwei Fingern stabilisiert. Sie merken dann schnell, wie die Vibration Ihren Körper durchdringt. Auch die Anwendung der Bauchschale ist möglich, indem man sie auf das Sonnengeflecht auflegt und selbst anschlägt. So können die Bauchorgane stimuliert und hier befindliche Schweregefühle gelöst werden. Alternativ kann die Bauchschale auf die Lendenwirbelsäule gestellt und von einer anderen Person angeschlagen werden. Die Kopfschale kann auf der Stirn positioniert und vorsichtig selbstständig angeschlagen werden. Der helle Ton soll vor allem Gehirnnebel vertreiben.

Klanggabeln hingegen sind auf eigene Frequenzen gestimmt. Sie können sie zur Klangpunktur nutzen, auf Akupunkturpunkte aufsetzen (siehe Kapitel Meridiane und Akupressur, Seite 103) und diese harmonisieren.

Energetischer Exkurs

Energetische Ansätze wie Chakren, Aura-Soma und einfach anwendbare Techniken aus der Welt der Energiemethoden können Ihre Energiereserven nachhaltig auffüllen.

Am Ende dieses praktischen Teils möchten wir Ihnen nun einen Überblick der Bedeutung und Möglichkeiten bestimmter Energieverfahren und -systeme mitgeben. Diese sind zwar nicht wissenschaftlich erforscht und ersetzen keineswegs die Nutzung medizinischer Interventionen, sie können jedoch aus ganzheitlicher Sicht bei Müdigkeit oder zur Regeneration nach Virusinfektionen eine sinnvolle Begleitung sein. Tauchen Sie daher mit uns in eine Welt ein, die auf den ersten Blick wenig greifbar erscheint, durch die eigene Anwendung doch deutlich spürbar werden kann.

Das indische Chakrensystem

Im Kapitel »Meridiane und Akupressur« (Seite 103) haben wir bereits über die Lebensenergie gesprochen, die durch unsere Energieleitbahnen im Körper verteilt wird. In der indischen Energielehre, die in vielen energetischen Sichtweisen übernommen wurde, bezieht man sich dazu auf die sieben Haupt-Chakren. Das sind im Körper feinstofflich lokalisierte Energiezentren, die mit psychischen sowie physischen Themen in Verbindung stehen und daher sehr maßgeblich für den Energieaustausch und das eigene Wohlbefinden sein können.

Ein Chakra kann man sich als Energiewirbel vorstellen, der sich im Uhrzeigersinn in Form einer Farbe an der Körpervorder- und -rückseite an einer bestimmten Position dreht. Sind alle Chakren im Einklang, so geben sie in optimaler Weise Lebensenergie an die Meridiane ab, wodurch sie Körper, Geist und Seele zur Verfügung steht. Ist allerdings ein Energiezentrum überaktiv oder zu schwach, kann sich dies energetisch auf unseren gesamten Zustand auswirken. Vor allem bei latenter Müdigkeit und Erschöpfungszuständen ist es daher sinnvoll, auch die Chakren zu beachten und diese im Gleichgewicht zu halten.

Lassen Sie uns zuerst einen Blick auf die sieben Hauptenergiezentren legen: Wo liegen sie? Welche Bedeutung haben sie? Wie ist ihr Bezug zum Thema Müdigkeit zu sehen? Es gibt auch verschiedene Neben-Chakren, beispielsweise die Hand-, Ohr- und Fuß-Chakren. Sie spielen in dieser Betrachtung jedoch keine Rolle.

Überblick Haupt-Chakren

Wurzel- oder Basis-Chakra

Das Wurzel- oder Basis-Chakra befindet sich zwischen Damm und Anus direkt am Beckenboden. Beine, Knochen und Füße sind mit diesem ersten Chakra verknüpft, wodurch sein Bezug zum Boden deutlich wird. Lebenskraft, (Stand-) Sicherheit in allen Lebensbereichen und Selbstvertrauen sind seine Themen.

Energetische Blockaden können in Form von Immunschwäche, Prostatabeschwerden, Ängsten, Erschöpfung und geringer Lebensfreude auftreten.
Farbe: Rot
Edelstein: Roter Jaspis
Frequenz: 194,18 Hz

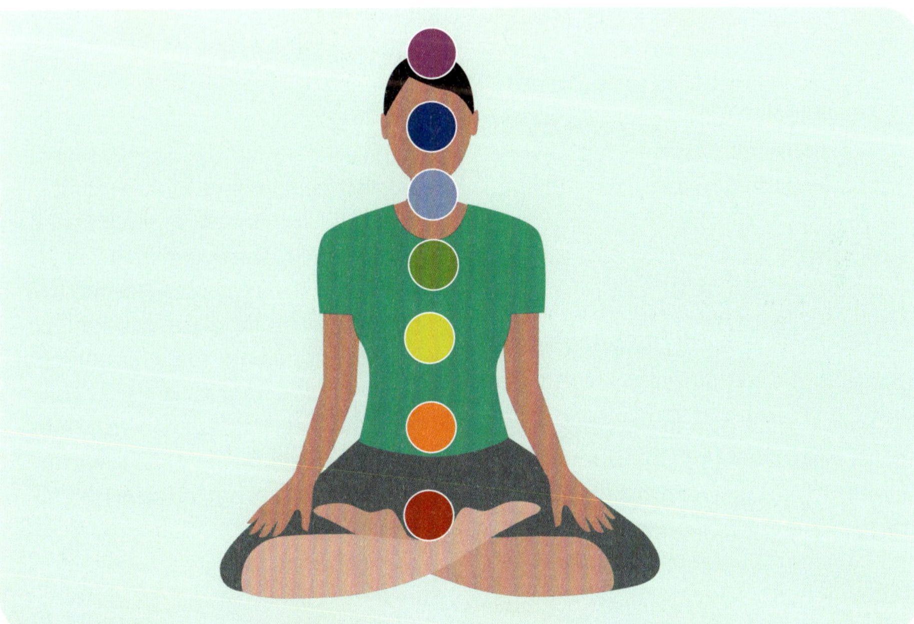

Sakral- oder Milz-Chakra

Das Sakral- oder Milz-Chakra liegt zwischen Nabel und Geschlechtsorganen, es steht für Beziehungen, Sexualität, Fortpflanzung und Kreativität. Energetische Blockaden können mit geschwächter Ausscheidungsfähigkeit des Körpers, Gebärmuttererkrankungen, Unsicherheit im Kontakt mit anderen und Problemen mit der Sexualität verbunden sein.

Farbe: Orange
Edelstein: Karneol
Frequenz: 210,42 Hz

Solarplexus-Chakra

Das Solarplexus-Chakra sitzt auf dem Sonnengeflecht auf und befindet sich zwischen Nabel und Brustbein. Sowohl die Verdauungsprozesse als auch alle umliegenden Organe (Magen, Leber, Milz, Pankreas, Galle) stehen mit ihm in enger Verbindung. Energetische Blockaden können sich als Selbstmitleid, Autoritätsprobleme, Gallen- und Magenleiden sowie einer fehlenden »Verdauung des Alltags« äußern.

Farbe: Gelb
Edelstein: Gelber Citrin
Frequenz: 126,22 Hz

Herz-Chakra

Das Herz-Chakra liegt in der Brustmitte und ist verbunden mit Herz, Kreislauf, Thymusdrüse, Lungen, Bronchien sowie den Emotionen Liebe, Mitgefühl und Empathie. Energetische Blockaden können Schulterschmerzen, Selbstaufopferung, Asthma, Mangel an Einfühlungsvermögen, Herz- und Atemwegsbeschwerden fördern.

Farbe: Grün/Rosa
Edelstein: Rosenquarz
Frequenz: 136,10 Hz

Kehl- oder Hals-Chakra

Dieses Chakra ist auf Kehlkopfhöhe und wird sämtlichen Kommunikationsprozessen zugeordnet (Entwicklung neuer Gedanken, Zuhören, Sprache und Ausdruck von Gefühlen). Es hat Einfluss auf Stimme, Schilddrüse und Luftröhre. Energetische Blockaden können mit übermäßiger Zurückhaltung, Problemen bei der Meinungsbildung, Schilddrüsenbeschwerden und Heiserkeit verbunden sein.

Farbe: Hellblau
Edelstein: Türkis
Frequenz: 141,27 Hz

Stirn-Chakra

Das Stirn-Chakra ist über der Nasenwurzel zwischen den Augenbrauen zu finden und beeinflusst energetisch über das Kleinhirn die Motorik und über den Hypothalamus den gesamten Hormonhaushalt. Es steht für Intuition, das höhere Bewusstsein und die Vorstellungskraft. Energetische Blockaden können sich in Überforderung, Kopfschmerzen, Müdigkeit von Augen und Verstand sowie in Gleichgewichtsstörungen zeigen.

Farbe: Indigoblau
Edelstein: Sodalith
Frequenz: 221,23 Hz

Scheitel-Chakra

Das Scheitel-Chakra sitzt am höchsten Punkt des Schädels. Es reguliert Schlaf- und Biorhythmus, steht für Spiritualität, Nerven- und Hormonsystem. Energetische Blockaden können Schlaf- und Konzentrationsstörungen, geistigen Rückzug, chronische Erkrankungen und innere Leere fördern.

Farbe: Violett/Gold/Weiß
Edelstein: Bergkristall
Frequenz: 172,06 Hz

Arbeit mit den Chakren

In unserem Praxisteil haben Sie viele Methoden und Verfahren kennengelernt, die Ihnen hier speziell für die Chakren noch einmal begegnen werden. Probieren Sie doch einmal folgende Tipps und Empfehlungen aus unserer Arbeit aus und finden Sie heraus, welche davon Ihnen guttun:

Edelsteine für die Chakren: Heilsteine können aufgrund ihrer Farben und ihrer Energie auf Chakren positiven Einfluss nehmen, wenn Sie herausgefunden haben, welches Chakra gerade Zuwendung braucht. Sie können entsprechende Edelsteine direkt auf die jeweilige Position auf der Körpervorderseite auflegen, nach einer Weile wieder abnehmen und unter fließendem Wasser abspülen. Optimal kombinieren lassen sich Edelsteine mit Chakren-Massagen, bei denen die Energiezentren mit gezielten Bewegungen in Kombination mit Fußreflexzonen oder Meridianverläufen stimuliert oder ausgeglichen werden können.

Klänge: Auf Musikplattformen finden Sie speziell für Chakren komponierte Stücke, die diese positiv unterstützen. Auch speziell auf die Schwingungen für Chakren geeichte Klanggabeln können auf der Position des jeweiligen Energiezentrums aufgesetzt werden. Hier ist entsprechend vorsichtig vorzugehen, weil die entsprechenden Körperbereiche recht sensibel sind. Wer lieber mit natürlichen Klängen arbeiten möchte, kann auf Chakren-Klangschalen zurückgreifen.

Farben und Farblichter: Die Haupt-Chakren haben besondere Farben, wenn sie sich im optimalen Zustand befinden. Somit können belastete Energiezentren mit der entsprechenden Farbe versorgt und leichter ins Gleichgewicht gebracht werden. Diese Farben können Sie sich mittels Visualisierungen an der jeweiligen Körperposition vorstellen, mit Farblicht einstellen und dorthin strahlen lassen oder Farbscheiben oder Tücher in den entsprechenden Farben am Körper auflegen.

Körperübungen: Wenngleich die Energiezentren feinstoffliche Aspekte darstellen, können sie durchaus über den Körper positive Impulse erfahren. Sehr hilfreich können einfache Massagen sein. Massieren Sie dazu die dem Chakra zugeordnete Körperposition mit sanften Kreisbewegungen. Entsprechende Düfte oder Öle können unterstützend wirken. Oft reicht es aus, die Hand auf die Chakren-Stelle zu legen und tief hineinzuatmen.

Meditationen und Atemübungen: Wenn Sie Chakren-Meditationen im Internet suchen, werden Sie verschiedenste Beispiele finden. Da diese teilweise sehr komplex sein können und meist eher Fantasiereisen sind, möchten wir Ihnen eine simple Technik mitgeben, die Atmung und Chakren-Farben kombiniert.

Übung »Chakren-Farbmeditation«

Setzen Sie sich mit geradem Rücken hin und schließen Sie Ihre Augen. Konzentrieren Sie sich auf das erste Chakra, zwischen Ihren Beinen im Bereich des Damms. Spüren Sie dort hinein und seien Sie offen für alles, was sich Ihnen zeigt: Bilder, Emotionen, Gedanken. Atmen Sie ein kraftvolles Kirschrot über Ihre Nase ein, verteilen Sie es in der Vorstellung im Bereich des ersten Chakras und atmen Sie alle Belastungen daraus aus. Nehmen Sie sich ein paar Atemzüge Zeit, bis Sie bereit sind, zum Sakral-Chakra weiterzugehen. Wiederholen Sie hierbei den Vorgang mit der Farbe Orange und dem Geruch von Orangen, anschließend Gelb und der Vorstellung einer Sonne für Ihr Solarplexus-Chakra, ein klares Wiesengrün für Ihr Herz-Chakra, ein helles Blau für Ihr Kehl-Chakra, Ozeanblau für Ihr Stirn-Chakra und Violett für Ihr Scheitel-Chakra. Lassen Sie sich bei jedem Energiezentrum ausreichend. Wenn Sie fertig sind, öffnen Sie wieder Ihre Augen.

Energie-Tipp

Wenn Sie einen akuten Müdigkeitsschub spüren, erinnern Sie sich an Ihre Energiezentren. Denken Sie daran, dass die Meridiane erst dann die Lebensenergie optimal verteilen können, wenn sie diese von den Chakren erhalten. Sorgen Sie dafür, dass Ihre Chakren im Lot sind. Sie werden den Unterschied spüren.

Bedeutung der Chakren hinsichtlich Müdigkeit und Erschöpfung

Manche Energiezentren können bei Symptomen von Müdigkeit eine größere Rolle spielen, andere treten in den Hintergrund. Setzen Sie sich damit auseinander, welche Körperpositionen bei Ihnen am stärksten mit der Müdigkeit in Resonanz gehen: Ist es der Kopfbereich oder die Stirn? Versagt Ihnen die Stimme? Spüren Sie eine Schwere im Herzen oder einen Stein im Oberbauch? Fühlen Sie Verkrampfungen im Unterbauch oder haben Sie das Gefühl, man hätte ihnen den Boden unter den Füßen weggezogen? Dies können, nach entsprechender medizinischer Abklärung, auch Hinweise auf die Aktivität Ihrer Chakren sein.

Wichtig ist, dass Sie mit den Energiezentren, die aus dem Gleichgewicht geraten sind, regelmäßig arbeiten. Häufig ist es zielführender, alle Chakren in ihre natürliche Abstimmung zueinander zu bringen.

Energiemethoden

Bleiben wir noch etwas beim Thema Lebensenergie und der optimalen energetischen Verteilung. Genauso wie der Sauerstoff über das Blut und die Atmung in alle Körperregionen gelangen muss, ebenso muss die Lebensenergie, im Chinesischen »Qi«, gleichmäßig verteilt werden. Passiert dies nicht, können Körper, Geist und Seele reagieren. Die Folge kann Müdigkeit sein, vor allem, wenn der Mangel schon länger besteht. Wenn der Körper zuvor gegen Krankheitserreger kämpfen musste, so geht dabei natürlich viel Energie verloren. Es gibt jedoch einfach anwendbare Energiemethoden.

Eine davon ist das japanische Heilströmen aus dem Jin Shin Jyutsu. Dieses sieht – ähnlich wie die TCM – die Versorgung des Körpers mit Energie als Grundlage für Gesundheit. Im Verständnis des Heilströmens aber sind hierfür Energieströme und Sicherheitsenergieschlösser verantwortlich. Die gute Nachricht ist, dass Sie hierfür nur Ihre Hände brauchen. Nicht zufällig legen wir unsere Hände reflexartig an Körperstellen, die schmerzen oder Unwohlsein ausstrahlen. Unser Körper besitzt Eigenintelligenz und kann auf seine Selbstheilung zurückgreifen, wenn wir uns dies bewusst machen. Hier sind drei bewährte Übungen bzw. Zugänge.

Übung »Arbeit mit Sicherheitsenergieschlössern«

Ähnlich den Akupunkturpunkten bündeln Sicherheitsenergieschlösser Energie. Sie vermögen allerdings noch viel mehr, da sie auch mit tiefliegenden körperlichen und emotionalen Themen in Verbindung stehen. Zum Thema Müdigkeit und Erschöpfung legen wir den Fokus auf drei spezielle Sicherheitsenergieschlösser. Da diese auf beiden Körperseiten symmetrisch liegen, können Sie nur mit einer oder mit beiden Seiten arbeiten.

- Sicherheitsenergieschloss 4 liegt an der Schädelbasis am Hinterkopf. Sie finden die Punkte beidseits auf den knubbeligen Ausstülpungen des Schädels. Nr. 4 holt Sie energetisch aus tiefem Energiemangel heraus, beruhigt die Gedankenflut und lässt Energie vom Kopf in die Beine strömen.
- Sicherheitsenergieschloss 20 befindet sich eine Daumenbreite über der Mitte der Augenbrauen Richtung Stirn. Nr. 20 gleicht Denkanstrengungen aus, bringt geistige Klarheit, kann Augendruck verringern und energetisch bei Kopfschmerzen unterstützen.
- Sicherheitsenergieschloss 21 liegt auf den Wangenknochen. Vielleicht kennen Sie das aus der Kindheit: Wenn uns langweilig war, haben wir die Hände auf die Wangen gelegt. Nr. 21 fördert Wachheit und aktiviert Energie.

Übung »Hauptzentralstrom«

Der Hauptenergiestrom weist große Ähnlichkeit zum übergeordneten Meridian, dem Konzeptionsgefäß in der TCM, auf, das am Damm beginnt und unter dem Mund endet. Er läuft über alle Haupt-Chakren und steht für den Lebensfluss. Folgende Übung können Sie bereits frühmorgens und immer dann durchführen, wenn Sie mehr Lebensenergie brauchen. Nehmen Sie sich für jeden der folgenden Schritte 2–3 Minuten Zeit.

Legen Sie sich bequem hin. Ihre rechte Hand liegt auf dem höchsten Punkt Ihres Kopfes und die linke Hand auf der Stirn. Bewegen Sie jetzt nacheinander Ihre linke Hand

- zur Nasenspitze,
- auf das Grübchen unter dem Kehlkopf,
- auf die Mitte Ihres Brustbeins,
- an das Ende des Brustbeins,
- knapp unterhalb des Nabels,
- auf Ihr Schambein,
- Ihre linke Hand verweilt auf dem Schambein, während die rechte Hand auf Ihr Steißbein wandert.

Übung »Betreuerströme«

Im Heilströmen geht man davon aus, dass jede Körperhälfte von einem eigenen Energiestrom (Betreuerstrom) versorgt wird. So kann ein Energiemangel auf einer Seite den Austausch zwischen den Körperhälften hemmen und Müdigkeit hervorrufen. Folgende Anleitung hilft Ihnen, die Betreuerströme zu kräftigen:

- Legen Sie Ihre linke Hand auf Ihre rechte Schulter, relativ nahe am Hals.
- Ihre rechte Hand platzieren Sie unter der rechten Pobacke, wo diese in den Oberschenkel übergeht. Die linke Hand verweilt, auch im nächsten Schritt.
- Ihre rechte Hand wandert in die rechte Leistenbeuge. Halten Sie die Position 3–5 Minuten.
- Wechseln Sie nun die Seite und führen Sie die Schritte 1–3 auch für den anderen Betreuerstrom durch.

Aura-Soma

Vicky Wall (1918–1991) entwickelte die Equilibrium-Fläschchen von Aura-Soma, Ölessenzen mit zwei Farbschichten. Jedes beinhaltet verschiedene Düfte, ätherische Öle, Pflanzenstoffe, Edelsteine und hat seine eigene energetische Wirkung. Nehmen Sie Ihre gewählte Flasche in die linke Hand (Mittelfinger auf der Öffnung, Ring- und Zeigefinger auf den Schultern der Flasche). Schütteln Sie diese und tragen Sie die Flüssigkeit auf den empfohlenen Körperstellen auf. Diese sechs Fläschchen können bei Müdigkeit und Erschöpfung helfen:

B01 – Körperliches Notfallöl: Bei diesem Equilibrium befindet sich Blau über Tiefmagenta. B01 hilft, die nötige Ruhe zur Regeneration zu entwickeln, gilt als Unterstützer bei körperlicher Erschöpfung, bringt Entspannung auf allen Ebenen und Erholung nach körperlicher Anstrengung.

Das Öl wird an den Ohren und am Haaransatz aufgetragen (Stirn-Chakra).

B06 – Energieflasche: Frische Energie für den Körper, Lebensfreude und Lebenslust sind hier die Themen. Rot über Rot zeigt die doppelte Wirkung dieser Energie. B06 steht in Verbindung mit Liebe, mutiger Umsetzung und notwendigem Schwung aus der Komfortzone heraus. Das Öl wird im Hüftbereich und bei fehlender Energie auf den Fußsohlen aufgetragen.

B19 – In der materiellen Welt leben: Hier wirkt Rot über Violett und fördert die Entstehung und Umsetzung neuer Ideen. B19 bringt inneren Einklang und hilft, die Vergangenheit loszulassen, wodurch wir neue Energie erhalten. Ein Thema kann auch sein, mehr Akzeptanz für sich und andere aufzubringen. Das Öl kann am Bauch, Rücken und Unterleib aufgetragen werden.

B25 – Florence Nightingale: B25 mit Rotviolett über Magenta lässt uns neue Wege gehen, die Mut erfordern. Auch die energetische Verarbeitung nach schwächenden Krankheitsphasen sind angezeigt. Bedingungslose Liebe und die Überwindung von Enttäuschungen zählen zu den Themen dieser Flasche. Die Anwendung erfolgt am gesamten Haaransatz.

B54 – Serapis Bey: Klar über Klar zeigt, dass es um energetische Reinigung auf allen Ebenen geht. B54 kann wieder in die eigene Mitte führen und uns mit Leichtigkeit allen Widrigkeiten stellen lassen. Fokus und Zentrierung sind die Folge. Die Anwendung ist am ganzen Körper möglich.

B89 – Energie-Erste-Hilfe: B89, Tiefrot über Magenta, hilft, das Energielevel in das rechte Maß zu bringen. Harmonisierung kann sich einstellen. Stärke und Kraft sollen in Situationen entstehen, wo diese verloren gehen. Die Flasche kann an Füßen, Beinen und Unterbauch genutzt werden.

Service

Verwendete Literatur

1 Adler Pharma. Tipps zur Anwendung: Einnahme und Dosierung von Schüßler-Salzen. Im Internet: www.adler-pharma.at/de-at/Schuessler-Salze-Wissen/Einnahme-Dosierung: Stand: 16.11.2024

2 Axt-Gadermann M. Gesund mit Darm. Fitter, gelassener und jünger mit dem richtigen Mikrobiom. München: Südwest Verlag; 2020

3 Bachmann R, Schleinkofer GM. Natürlich gesund mit Kneipp – Fit und schön: über 60 Wasseranwendungen für zu Hause. Stuttgart: Trias, 2020

4 Bierbach E. Naturheilpraxis heute. München: Urban & Fischer; 2013

5 Böhm M. Herzschwäche: Symptome sind oft unspezifisch. Deutsche Herzstiftung. Im Internet: herzstiftung.de/infos-zu-herzerkrankungen/herzinsuffizienz/symptome; Stand 31.08.2024

6 Bös D. Vitalpilze als Heilmittel und Superfood. Im Internet: natuerlich.thieme.de/therapieverfahren/ernaehrung/detail/vitalpilze-als-heilmittel-und-superfood-1846: Stand: 16.11.2024

7 Braun C. et. al. Rift-Valley-Fieber. Im Internet: flexikon.doccheck.com/de/Rift-Valley-Fieber; Stand: 29.09.2024

8 Bremnes L. Handbuch Kräuter. München: Bassermann Verlag; 2014

9 Bundesamt für Strahlenschutz. Elektromagnetische Felder. Im Internet: www.bfs.de/DE/themen/emf/hff/hff_node.html; Stand 05.10.2024

10 Bundesministerium für Bildung und Forschung. Long-COVID: Forschung, Symptome, Langzeitfolgen. Im Internet: www.gesundheitsforschung-bmbf.de/de/long-covid-post-covid-und-me-cfs-forschen-verstehen-besser-behandeln-14744.php; Stand: 21.05.2025

11 Bundeszentrale für gesundheitliche Aufklärung. Long-COVID: Langzeitfolgen von COVID-19. Im Internet: www.infektionsschutz.de/coronavirus/basisinformationen/long-covid-langzeitfolgen-von-covid-19/; Stand 11.10.2024

12 Clasen A. Vitamin B6. Im Internet: www.onmeda.de/ernaehrung/naehrstoffe/vitamin-b6-id200733/; Stand: 10.11.2024

13 Deutsche Fatigue Gesellschaft. Medikamentöse Therapie. Im Internet: deutsche-fatigue-gesellschaft.de/behandlung/medikamentoese-therapie; Stand: 11.10.2024

14 Deutsche Gesellschaft für Allgemeinmedizin und Familienmedizin e. V. Müdigkeit. S3-Leitlinie. Im Internet: register.awmf.org/assets/guidelines/053–002k_S3_Muedigkeit_2023–01_01.pdf; Stand: 11.10.2024

15 Deutsche Gesellschaft für ME/CFS e. V. Postvirale Fatigue nach einer Corona-Infektion: Kann man von ME/CFS lernen? Im Internet: www.mecfs.de/postvirale-fatigue-nach-einer-corona-infektion-kann-man-von-me-cfs-lernen; Stand: 27.10.2024

16 Deutsches Zentrum für Infektionsforschung. Corona-Virus. Im Internet: www.dzif.de/de/glossar/coronavirus; Stand: 29.09.2024

17 DGPPN, BÄK, KBV, AWMF. S3-Leitlinie/Nationale Versorgungs-Leitlinie: Unipolare Depression. Langfassung, 2. Auflage. Version 5; 2015. DOI: 10.6101/AZQ/000364

18 Enable Me. Stiftung by MyHandicap. Fatigue und ME/CFS: Erschöpfung und mehr als Erschöpfung. Im Internet: www.enableme.de/de/behinderungen/fatigue-und-me-cfs-erschopfung-und-mehr-als-erschopfung-9501; Stand: 27.10.2024

19 Felchner C, Feichter M. Vitamin D. Im Internet: www.netdoktor.at/laborwerte/vitamin-d/; Stand: 03.08.2024

20 Fernandez J. Autoimmunerkrankungen. MSD Manual Ausgabe für Patienten. Im Internet: www.msdmanuals.com/de/heim/immunstörungen/allergische-reaktionen-und-andere-hypersensitivitätsstörungen/autoimmunerkrankungen; Stand: 06.10.2024

21 Filgueiras A, Quintas Conde EF, Hall CR. The neural basis of kinesthetic and visual imagery in sports: An ALE meta-analysis. Brain Imaging

Behav 2018 Oct; 1 2(5):1513–1523. DOI: 10.1007/s11682–017–9813–9

22 Geister D, Schirmohammadi A. . Fit & Relaxed on Tour! 1 – Fitness auf engstem Raum. Hofheim am Taunus: hsm healthstyle.media; 2017

23 Geister D, Schirmohammadi A. Fit & Relaxed on Tour! 2 – Fitness 24/7/365. Hofheim am Taunus: hsm healthstyle.media; 2018

24 Gesellschaft für Zahngesundheit, Funktion und Ästhetik. Zahnherde-Störfelder-Sprechstunde: Risiken erkennen. Im Internet: www.gzfa.de/service-beratung/patienteninformation/sprechstunden/zahnherd-stoerfelder; Stand: 06.10.2024

25 Gienger M. Steinheilkunde – das Handbuch. Saarbrücken: Neue Erde; 2014

26 Grasberger D. Autogenes Training – über 100 Anwendungen für Körper und Seele. München: Gräfe und Unzer; 2014

27 Das Grüne Kreuz. Niedriger Blutdruck. Im Internet: dgk.de/gesundheit/herz-kreislauf-venen/niedriger-blutdruck.html; Stand: 31.08.3024

28 Harder-Haque U. Schluss mit Silent Inflammation. 77 Biohacks für ein starkes Immunsystem. Oy-Mittelberg: Joy & Health; 2021

29 Hasler G. Was uns wirklich nährt: Durch achtsames Essen Gesundheit, Wohlbefinden und innere Verbundenheit erlangen. Heidelberg: Arkana; 2024

30 Heepen GH. Schüßler-Salze, Quickfinder: Der schnellste Weg zum richtigen Mittel. München: Gräfe und Unzer; 2018

31 Heider-Rauter B. Aura-Soma Seelenspiegel – Entfalte dein höchstes Potenzial. Darmstadt: Schirner Verlag; 2021

32 Hemm D; Noll A. Die Organuhr – Gesund im Einklang mit unseren natürlichen Rhythmen. München: Gräfe und Unzer; 2015

33 Hennerici L. Männer in den Wechseljahren: Symptome, Mythos, Behandlung. I Internet: www.ndr.de/ratgeber/gesundheit/Maenner-in-Wechseljahren-Symptome-Mythos-Behandlung,wechseljahre224.html; Stand: 31.08.2024

34 Hickie I, Davenport T, Wakefield D et al. Dubbo infection outcomes study group. Post-infective and chronic fatigue syndromes precipitated by viral and non-viral pathogens: Prospective cohort study. BMJ 2006; 333 (7568): 575. DOI: 10.1136/bmj.38933.585764.AE

35 Hildebrand H, Kühn S. Lehrbuch Heilpraktiker: Innere Medizin mit den meldepflichtigen Infektionskrankheiten. Sersheim: Kreativität & Wissen GmbH; 2017

36 Hinterauer M. Kräuter in deinem Garten und deiner Umgebung – Erkennen, sammeln, aufbewahren. Dornbirn: Eigenverlag; 2011

37 Hobbs C. Ganzheitliche Anwendung von Heilpilzen: Vital und gesund mit Pilzen in Hausapotheke und Küche. Aschaffenburg: Herba Press; 2022

38 Hohmann-Jeddi C. Chronisches Fatigue-Syndrom. Total erschöpft nach Infektion. Im Internet: www.pharmazeutische-zeitung.de/total-erschoepft-nach-infektion-139253; Stand: 27.10.2024

39 Hreus D. Stille Entzündungen – Silent Inflammation. Im Internet: alpine-biomedical.ch/blog/stille-entzuendung/; Stand: 06.10.2024

40 ICD-Code. Im Internet: www.icd-code.de/icd/code/F32.-.html: Stand: 01.09.2024

41 Johnson LE. Vitamin-E-Mangel. MSD-Manual für medizinische Fachkreise. Im Internet: www.msdmanuals.com/de/profi/ern%C3%A4hrungsbedingte-st%C3%B6rungen/vitaminmangel-abh%C3%A4ngigkeit-und-intoxikation/vitamin-e-mangel; Stand: 10.11.2024

42 Katz BZ; Shiraishi Y, Mears CJ et al. Chronic fatigue syndrome after infectious mononucleosis in adolescents, Pediatrics 2009; 1: 189–193. DOI: 10.1542/peds.2008-1879

43 Kayne KM. Zytomegalievrus-Infektion. MSD Manual Ausgabe für Patienten. Im Internet: www.msdmanuals.com/de/heim/infektionen/herpesvirusinfektionen/zytomegalievirus-infektion-zmv-infektion; Stand: 29.09.2024

44 Kneipp. Mit Maß zum Ziel: Wie Gesundheit, Ernährung und Well-being zusammenhängen. Im Internet: www.kneipp.com/at_de/kneipp-wissen/5-saeulen-kneipp/ernaehrung; Stand: 25.08.2024.

45 Kneipp,. Gesichtsguss. Im Internet: www.kneipp.com/at_de/kneipp-wissen/kneipp-anwendungen/gesichtsguss; Stand: 24.08.2024.

46 Kneipp visite – aktiv & gesund. Die fünf Kneipp-Elemente: Ernährung. Im Internet: www.kneippvisite.de/die-fuenf-kneipp-elemente/die-fuenf-kneipp-elemente-ernaehrung; Stand: 25.08.2024

47 Kneipp visite – aktiv & gesund. Die fünf Kneipp-Elemente: Wasser. Im Internet: www.kneippvisite.de/die-fuenf-kneipp-elemente/die-fuenf-kneipp-elemente-wasser; Stand: 24.08.2024.

48 Kretschmer C. . Depressionen. Gelbe Liste. Im Internet: www.gelbe-liste.de/krankheiten/depression#Definition; Stand: 01.09.2024

49 Krsteski J. Selenmangel: 8 Symptome, die auf ein Defizit hinweisen. Im Internet: www.onmeda.de/ernaehrung/naehrstoffe/selen/galerie-selenmangel-symptome-id212974; Stand: 10.11.2024

50 Kuklinski B. Mitochondrien: Symptome, Diagnose und Therapie. Bielefeld: Aurum; 2015

51 Kurup R, Kurup PA. Mitochondriale Medizin – Erworbene mitochondriale Erkrankungen: Die Basis der Stoffwechselmedizin. München: Verlag Unser Wissen; 2021

52 Lebensmittelverband Deutschland. Liste der Zusatzstoffe und E-Nummern. Im Internet: www.lebensmittelverband.de/de/lebensmittel/inhaltsstoffe/zusatzstoffe/liste-lebensmittelzusatzstoffe-e-nummern; Stand: 06.10.2024

53 Levin MC. Multiple Sklerose (MS). MSD Manual Ausgabe für Patienten. Im Internet: www.msdmanuals.com/de/heim/st%C3%B6rungen-der-hirn-r%C3%BCckenmarks-und-nervenfunktion/multiple-sklerose-ms-und-verwandte-st%C3%B6rungen/multiple-sklerose-ms; Stand: 01.09.2024

54 Malkina A. Chronische Nierenerkrankung. MSD Manual Ausgabe für Patienten. Im Internet: www.msdmanuals.com/de/heim/nieren-und-harnwegserkrankungen/niereninsuffizienz/chronische-nierenerkrankung; Stand: 01.09.2024

55 Manjaly Z-M. Fatigue bei Multipler Sklerose: Was wissen wir. Universität Zürich. Im Internet: www.multiplesklerose.ch/de/aktuelles/detail/fatigue-bei-multipler-sklerose-was-wissen-wir/; Stand: 01.09.2024

56 Mediclin Kraichgau Klinik. Was ist das Fatigue-Syndrom? Im Internet: www.kraichgau-klinik.de/fachbereiche-krankheitsbilder/onkologie/fatigue-syndrom/#was-ist-das-fatigue-syndrom; Stand: 11.10.2024

57 Medizinische Universität Wien. Lichttherapie lindert Erschöpfungssyndrom bei Multipler Sklerose. Im Internet: www.meduniwien.ac.at/web/ueber-uns/news/2022/news-im-dezember-2022/lichttherapie-lindert-erschoepfungssyndrom-bei-multipler-sklerose/; Stand: 11.10.2024

58 Mehrling P et al. Fatigue beim Tumorpatienten. Im Internet: flexikon.doccheck.com/de/Fatigue_bei_Tumorpatienten; Stand: 31.08.2024

59 National institute for health and care excellence. Myalgic encephalomyelitis (or encephalopathy)/chronic fatigue syndrome: Diagnosis and management, Draft for consultation. Im Internet: www.nice.org.uk/guidance/gid-ng10091/documents/draft-guideline; Stand: 27.10.2024

60 Nicolay N et al. Anämien. Im Internet: flexikon.doccheck.com/de/An%C3%A4mie; Stand: 01.09.2024

61 O'Connor Z. Colour psychology and colour therapy. Im Internet: onlinelibrary.wiley.com/doi/abs/10.1002/col.20597; Stand: 15.06.2024

62 Panhofer P. Prävention und Therapie viraler Epidemien. Immunsystem stärken mit der evidenzbasierten Integrativen Medizin. Heidelberg: Springer; 2024

63 Palacios G. BrainRewire – Wie du dein Unterbewusstsein neu programmierst. Rosenheim: Momanda; 2020

64 Payne B, Hateley CL, Ong EL et al. HIV-associated fatigue in the era of highly active antiretroviral therapy: novel biological mechanisms. HIV Med 2013;14 (4): 247–251. DOI: 10.1111/j.1468–1293.2012.01050.x.

65 Pregenzer B. Einfach gesund – Das Hildegard von Bingen-Gesundheitsbuch. Innsbruck: Tyrolia; 2024

66 Proeller H. Das Therapiehandbuch der Solunate. Hohenfurch: Erasmus Grasser; 2014

67 Rebensburg P, Kappl A. Gesund mit Heilpilzen: Immunsystem stärken, Krankheiten heilen und Beschwerden lindern. München: riva; 2020

68 Rehberg C. Schwermetallbelastung feststellen: Die Diagnose. Im Internet: www.zentrum-der-gesundheit.de/bibliothek/umwelt/schaedliche-faktoren/schwermetallbelastung; Stand: 05.10.2024

69 Rehberg C. Vitamin B12: Funktionen, Risiken und Wirkungen im Überblick. Im Internet: www.zentrum-der-gesundheit.de/ernaehrung/vitamine/vitamin-b12-uebersicht/vitamin-b12; Stand: 04.08.2024

70 Riedl M et al. Die Ernährungs-Docs – Entgiften, bewusst genießen und mit frischer Kraft durchstarten. München: Edel; 2024

71 Renz-Polster H, Scheibenbogen C. Post-COVID-Syndrom mit Fatigue und Belastungsintoleranz: Myalgische Enzephalomyelitis bzw. Chronisches Fatigue-Syndrom. Innere Medizin 2022; 63 (8): 830–839. DOI: 10.1007/s00108–022–01369-x

72 Riegger-Krause W. Jin Shin Jyutsu – Die Kunst der Selbstheilung durch Auflegen der Hände. München: Irisiana; 2015

73 Robert Koch-Institut. Long-COVID. Im Internet: www.rki.de/SharedDocs/FAQ/NCOV2019/FAQ_Liste_Gesundheitliche_Langzeitfolgen.html; Stand: 11.10.2024

74 Rohrhofer J et al. Immunological patient stratification in myalgic encephalomyelitis/chronic fatigue syndrome. Journal for Clinical Medicine 2024; 13 (1): 275. DOI: 10.3390/jcm13010275

75 Schirmohammadi A, Schirmohammadi K. Schüßler-Salze. Die biochemische Heilweise. Düren: Shaker Media; 2012

76 Schirner M. Aromaöle – Beschreibung und Anwendung von über 200 ätherischen Ölen. Darmstadt: Schirner; 2015

77 Schirner M. Atemtechniken: Atemübungen zur Selbstheilung, Verjüngung und Harmonisierung. Darmstadt: Schirner; 2020

78 Sokol A. Detox – so easy: Ganzheitlich entgiften und genießen. München: riva; 2023

79 Sommer S. Homöopathie – Alltagsbeschwerden selbst behandeln. München: Gräfe und Unzer; 2015

80 Scheffer M. Die Original Bach-Blütentherapie – Das gesamte theoretische und praktische Bach-Blüten-Wissen. München: Irisiana; 2013

81 Simhofer D. Herpes. Im Internet: www.meinmed.at/krankheit/herpes/1954; Stand: 29.09.2024

82 Strehlow W. Aderlass nach Hildegard von Bingen – Reinigung, Selbstheilung und Soforthilfe für das Immunsystem. München: Droemer Knaur; 2012

83 Strehlow W. Die Hildegard-Naturapotheke – Heilmittel und Rezepte von A–Z. München: Droemer Knaur; 2014

84 Tschech B. Vitamin-C-Mangel. Im Internet: www.pascoe.de/anwendungsbereiche/vitamine/vitamin-c-mangel.html#wirkung; Stand: 10.11.2024

85 Uehleke B. Das große Kneipp-Gesundheitsbuch. Mehr als nur Wassertreten: Ganz einfach gesund mit den fünf Säulen der Kneipp-Medizin. Stuttgart: TRIAS; 2020

86 Uhl M. Chakren-Energiemassage – Energiepunkt-Aktivierung der Füße. Köln: Windpferd; 2011

87 University of Wisconsin-Madison. The science of healthy minds brings Dalai Lama to UW-Madison. Im Internet: news.wisc.edu/the-science-of-healthy-minds-brings-dalai-lama-to-uw-madison/; Stand: 02.06.2024

88 Vasiliki T. et al. (2023). Risk Factors Associated With Post-COVID-19 Condition. A Systematic Review and Meta-analysis. JAMA Internal Medicine 2023; 183 (6): 566–580. DOI: 10.1001/jamainternmed.2023.0750

89 White I. Australische Busch-Blütenessenzen. Sann GmbH; 2022

90 Willaredt A. Ständig schlapp? Warum viele Frauen in den Wechseljahren häufig müde sind. Im Internet: www.avogel.ch/de/ihre-gesundheit/wechseljahre/wechseljahre-muedigkeit.php; Stand: 31.08.2024

91 Wiesenauer M. Quickfinder Homöopathie – der schnellste Weg zum richtigen Mittel. München: Gräfe und Unzer; 2024

92 Wu L, Lauer N. Praxishandbuch Energiemedizin. München: Gräfe und Unzer; 2015

Stichwortverzeichnis

Bibliografische Information der Deutschen Nationalbibliothek
Die Deutsche Nationalbibliothek verzeichnet diese Publikation in der Deutschen Nationalbibliografie; detaillierte bibliografische Daten sind im Internet über dnb.d-nb.de abrufbar.

Programmplanung: Katja Liese
Projektmanagement: Manuela Hunfeld
Redaktion: Inez Ulrich
Bildredaktion: Marie Crämer
Umschlaggestaltung: © Thieme
Layout: CYCLUS · Visuelle Kommunikation, Stuttgart

Bildnachweis:
Covermotiv und Bild S. 3: Pflanzen-Icon: © zuki-uki/stock.adobe.com – edited by Thieme; Viren: © Mykola/stock.adobe.com – edited and composed by Thieme
Fotos im Innenteil: S. 14: © staras/stock.adobe.com; S. 40: © Artur/stock.adobe.com; S. 56: K. Oborny/Thieme; S. 59: © britta60/stock.adobe.com; S. 63: © Maren Winter/stock.adobe.com; S. 72: © NIKCOA/stock.adobe.com; S. 79: © Мария Крузман/stock.adobe.com; S: 80: © New Africa/stock.adobe.com; S. 148: © XtravaganT/stock.adobe.com; S. 149: © Ivalin/stock.adobe.com
Autorenfotos: © der fotoladen freising (Abbas Schirmohammadi); © NuuArt, Wünnewil, Schweiz (Philipp Feichtinger)
Zeichnungen: Susi Schaaf, Bellheim
Die abgebildeten Personen haben in keiner Weise etwas mit der Krankheit zu tun.

1. Auflage 2025

TRIAS Verlag in Georg Thieme Verlag KG
Oswald-Hesse-Straße 50, 70469 Stuttgart

Satz und Repro: Fotosatz Buck, Kumhausen
Druck: AZ Druck und Datentechnik GmbH, Kempten

Gedruckt auf chlorfrei gebleichtem Papier
Printed in Germany

ISBN 978-3-432-11977-9
eISBN (ePub) 978-3-432-11978-6

1 2 3 4 5 6

MIX
Papier | Fördert gute Waldnutzung
FSC® C008457

Wichtiger Hinweis: Wie jede Wissenschaft ist die Medizin ständigen Entwicklungen unterworfen. Forschung und klinische Erfahrung erweitern unsere Erkenntnisse. Ganz besonders gilt das für die Behandlung und die medikamentöse Therapie. Bei allen in diesem Werk erwähnten Dosierungen oder Applikationen, bei Rezepten und Übungsanleitungen, bei Empfehlungen und Tipps dürfen Sie darauf vertrauen: Autoren, Herausgeber und Verlag haben große Sorgfalt darauf verwandt, dass diese Angaben dem Wissensstand bei Fertigstellung des Werkes entsprechen. Rezepte werden gekocht und ausprobiert. Übungen und Übungsreihen haben sich in der Praxis erfolgreich bewährt. Eine Garantie kann jedoch nicht übernommen werden. Eine Haftung des Autors, des Verlags oder seiner Beauftragten für Personen-, Sach- oder Vermögensschäden ist ausgeschlossen.

Marken, geschäftliche Bezeichnungen oder Handelsnamen werden nicht in jedem Fall besonders kenntlich gemacht. Aus dem Fehlen eines solchen Hinweises kann nicht geschlossen werden, dass es sich um einen freien Handelsnamen handelt.

Wo datenschutzrechtlich erforderlich, wurden die Namen und weitere Daten von Personen redaktionell verändert (Tarnnamen). Dies ist grundsätzlich der Fall bei Patient*innen, ihren Angehörigen und Freund*innen, z. T. auch bei weiteren Personen, die z. B. in die Behandlung von Patient*innen eingebunden sind.

Thieme Publikationen streben nach einer fachlich korrekten und unmissverständlichen Sprache. Dabei lehnt Thieme jeden Sprachgebrauch ab, der Menschen beleidigt oder diskriminiert, beispielsweise aufgrund einer Herkunft, Behinderung oder eines Geschlechts. Thieme wendet sich zudem gleichermaßen an Menschen jeder Geschlechtsidentität. Die Thieme Rechtschreibkonvention nennt Autor*innen mittlerweile konkrete Beispiele, wie sie alle Lesenden gleichberechtigt ansprechen können. Die Ansprache aller Menschen ist ausdrücklich auch dort intendiert, wo im Text (etwa aus Gründen der Leseleichtigkeit, des Text-Umfangs oder des situativen Stil-Empfindens) z. B. nur ein generisches Maskulinum verwendet wird.

Unsere Umwelt ist uns wichtig!
Papier aus nachhaltigen und kontrollierten Quellen
Druck in Deutschland mit kurzen Lieferwegen
Druckereien mit hohen Ansprüchen an Ökologie

TRIAS, einer der führenden Ratgeberverlage im Bereich Gesundheit, gehört zur Thieme Gruppe, marktführender Anbieter medizinischer Fachinformationen und Services. Anspruch der Thieme Gruppe ist es, den im Gesundheitswesen tätigen Berufsgruppen sowie allen an Gesundheit Interessierten genau die Informationen und Angebote bereitzustellen, die sie in einer bestimmten Arbeitssituation oder Lebensphase benötigen. Durch die hohe Qualität und zielgruppenspezifische Relevanz der angebotenen Leistungen bereitet Thieme den Weg für eine bessere Medizin und mehr Gesundheit im Leben.

Thieme